Grigori Grabovoi

DIE ZAHLEN DER STEINE ZUR EWIGEN ENTWICKLUNG

Die Arbeit „Steinerne Zahlen zur ewigen Entwicklung"
wurde von Grigori Grabovoi im Jahr 2000 in der Russischen Sprache fertiggestellt.
Ergänzt durch Grigori Grabovoi.

Teil 2

2015

Jelezky Publishing, Hamburg

www.jelezky-publishing.com

1. Auflage

Deutsche Erstausgabe, Januar 2015

© 2015 der deutschsprachigen Ausgabe

SVET UG, Hamburg (Herausgeber)

Übersetzung Russisch-Deutsch:

JULIA PETROV

TAISIA VICHNEVSKAIA

Auflage: 2015-1, 01.01.2015

Weitere Informationen zu den Inhalten:

„SVET Zentrum", Hamburg

www.svet-centre.com

© SVET UG (haftungsbeschränkt), 2015

Die Verwertung der Texte und Bilder, auch auszugsweise, ist ohne Zustimmung des Verlags urheberrechtswidrig und strafbar. Dies gilt auch für Vervielfältigungen, Übersetzungen, Mikroverfilmung und für die Verarbeitung mit elektronischen Systemen.

ISBN: 978-3-945549-08-7 © Г. П. Грабовой, 2000

Haftungsauschluß

Die hier zuvor gegebenen Informationen dienen der Information über Methoden zur Selbsthilfe, die auch für andere Menschen anwendbar sind. Die Methoden haben sich seit vielen Jahren bewährt, doch eine Erfolgsgarantie kann nicht übernommen werden. Die vorgestellten Methoden von Grigori Grabovoi sind mentale Methoden der Ereignissteuerung. Sie basieren auf der individuellen geistigen Entwicklung.

Jeder, der diese Methoden für sich oder andere anwendet oder auch weitergibt, handelt in eigener Verantwortung.

Die Nutzung des hier vorgestellten Inhaltes ersetzt nicht den Arztbesuch und das ärztliche Tun in Form von Diagnose, Therapie und Verschreibungen. Auch die Absetzung verschriebener Medikamente darf aus dem Inhalt dieser Schrift nicht abgeleitet werden.

Wir möchten ausdrücklich darauf hinweisen, daß diese Steuerungen keine „Behandlung" im konventionellen Sinne darstellen und daher die Behandlung durch Ärzte nicht einschränken oder ersetzen sollen.

Im Zweifelsfall folgen Sie also den Anweisungen Ihres behandelnden Arztes, oder eines sonstigen Mediziners, oder Apothekers Ihres Vertrauens!
(Und erzielen dementsprechend die konventionellen Ergebnisse.)

Jelezky Publishing UG

Inhaltsverzeichnis

1. Einleitung..5

2. Konzentration auf die Zahlen der Steine.........................14

Einleitung

Die Reaktion des Bewusstseins auf Steine kann man als eine zusammenschrumpfende Wahrnehmung, analog zu der Tatsache, dass dichte Steine eine Komprimierung von Substanzen bedeuten, betrachten. Eine Wechselwirkung auf der Bewusstseinsebene des Steins und des Luftraums bedeutet in vielerlei Hinsicht eine Wechselwirkung von gegensätzlichen Strukturen im Bewusstsein. Beim Wahrnehmen dieser Wechselwirkung stellt sich heraus, dass man durch das Eindringen des Bewusstseins ins Innere des Steins empfinden kann, wie sich der Luftraum um ihn rum ausweitet und das sehr schnell. Je schneller Sie mit dem Bewusstsein in die innere Struktur des Steins eindringen, desto stärker füllen Sie die heftige, über-schnelle Bewegung des äusseren Umfeldes. Es entsteht das schöpferische Gefühl einer Sättigung mit Freude und Energie. Dadurch dass man die Bewegung des Bewusstseins etwas abbremst, kann man wahrnehmen wie die Energie, die vom Stein ausgeht, Sie auffüllt. Ein Stein ist eine erstarrte Substanz für das Bewusstsein und die innere Sphäre des Bewusstseins hält ihre Bewegung an, um die Frage zu beantworten, auf welche Art und Weise der im Luftraum lokale Stein solch eine Energie haben kann. Und hier wird eines der Gesetze des Bewusstseinsaufbaus eröffnet, welches darin besteht, dass das Bewusstsein als Substanz eine eigene Logik besitzt, das Bewusstsein kann denken. Eigentlich wird ein Gedanke meistens auch als im Bewusstsein entstanden wahrgenommen. Aber es nur eine Sichtweise der Wahrnehmung und des Verstehens der Welt, wenn das Bewusstsein als eine Ableitung des Menschen gesehen wird und es ist etwas ganz anderes, wenn bei der Wechselwirkung des Bewusstseins mit der Information des Steins das Bewusstsein als eine Lebensform wahrgenommen wird, die einen Gedanken reproduziert.

Ausgehend von diesem Wissen und durch das Gegenüberstellen des physischen Körpers des Menschen mit seinem eigenen Bewusstsein, kann man dann verstehen, dass ein Mensch in seiner Natur unendlich ist, da sein Bewusstsein fähig ist sich selbst weiter zu entwickeln. Und alle diese Prozesse der Wahrnehmung werden durch die Seele reguliert, die sich zum Zeitpunkt solcher Gedankengänge im Zentrum des Menschen befindet, unteranderem im physischen Körper und gleichzeitig der Mensch selber ist. Die Seele, die durch den Schöpfer für den Menschen bestimmt wurde, ist nicht zerteilbar, es ist eine einheitliche Substanz, die keinen Anfang und kein Ende hat.

Man könnte sein Bewusstsein einfach auf seine Seele stützen und ewig leben. Mit Hilfe von Zahlen sieht es so aus, dass die Projektion der einen Zahl auf eine andere zu einer Eins führt, da es für das Bewusstsein nur einen Stahl der Projektion gibt. Die Zahl zwei z. B., die sich neben der eins befindet, richtet den Projektionsstrahl auf die Zahl eins. Wenn es in der Zahlenreihe keine Zahl eins gibt, dann wird die Zahl eins neben der Reihe gebildet. Auf diese Weise kann man bei der Wahrnehmung von Steinen, ihren Abbildungen oder Namen mit einer gleichzeitigen Wahrnehmung von Zahlen betrachten, dass die Zahlen anfangen selbstständig eine Wirkung auf Ereignisse auszuüben.

Damit die Form des Bewusstseins in der Struktur der Seele des Menschen die Form einer Seele hat, das heißt, dass das Bewusstsein für ein ewiges Leben des Menschen durch eine seelische Handlung mit der Seele übereinstimmt, kann man sich auf die Zahlenreihe **8880318980419** konzentrieren. Man sollte sich so konzentrieren, als ob Sie mit ihrem Geist durch die Reihe gleiten, ohne auf Zahlen anzuhalten. Steinerne Zahlen trennen Steine vom äußeren Raum und bringen somit das Bewusstsein zum Funktionieren nach den Gesetzen der Seele, das heißt zum ewigen Leben. Genauso wie der äußere Raum für ewig mit dem Stein verbunden ist, so kann man auch das Bewusstsein des Menschen als für ewig mit dem Menschen verbunden ansehen.

Durch die Konzentration auf die steinernen Zahlen fixieren Sie es und erlangen die Ewigkeit und ein Instrument für eine Entwicklung in der Ewigkeit. Man kann es so betrachten, dass die komplette äußere Ewigkeit in der Struktur des Steins auf physischer Ebene, die dem Bewusstsein des Menschen entspricht, sie enthält und dass Sie dort ewig sind. Sobald man sich mit solch einem Element der

Realität im Stein eingefühlt hat und Sie werden feststellen, dass Ihr eigenes Bewusstsein innerhalb dieses Elements alles organisiert.

Wenn man die Frage stellt, wie das Bewusstsein funktioniert, dann kann man hierbei sehen, dass es durch eine Organisation der Lebenssphären arbeitet, die sich im Menschen bilden und während diese sich ausbreiten, verbreiten sie eine Materie für den Aufbau von Ereignissen in den äußeren Raum. In dem man sich ins Zentrum der Quelle der Sphären vertieft, sieht man das Bewusstsein des Schöpfers, den Menschen selbst, aber so wie Gott ihn sieht, in einem unvorstellbar schönem, weißem Licht und Leuchten; dabei wird der Grundstein einer Reinheit von Gedanken gelegt.

Deshalb sind viele Steine so anziehend schön und es kommt vor, dass es schwierig ist wegen dem Vergnügen des Betrachtens die Augen von ihnen abzuwenden. Viele Steine auf dem Niveau der Information der Reaktion auf die Welt haben eine schnelle Dynamik des Lichts und bei solchen Geschwindigkeiten unterscheidet sich ihre Information auf einer Mikroebene nicht von der Information des Lebens. Der Schöpfer nimmt alles als lebendig wahr und in dieser Wahrnehmung hat sie keinen Abbruch. Für die Gewährleistung eines ewigen Lebens für sich selbst und alle anderen versuchen Sie es so wahrzunehmen.

Durch die Konzentration auf den Zahlen der Steine und Mineralien erhalten Sie Wissen einer ewigen Entwicklung, was ein ewiges Leben garantiert. Verwenden Sie dynamische Systeme der Konzentration, wenn die Geschwindigkeit der Wahrnehmung der ersten drei Zahlen einer zehnstelligen Reihe höher ist, als die nachfolgenden sieben Ziffern. Die ersten drei Ziffern erlauben es durch die harte Schale des Steins durchzudringen, dabei lehrt es durch Ereignisse einer beliebigen Dichte zu gehen ohne den Weg zu verlieren. Die nachfolgenden sieben Ziffern enthalten Wissen der Harmonie des ewigen Lebens und erlauben es auf eine natürliche, aus der Natur des Lebens entstandene Lebensweise eine ewige Entwicklung zu haben.

Im Buch werden in der Mineralogie bekannte Begriffe verwendet.

Mineral (das) – Ein natürlicher Körper, verhältnismäßig homogen in der Zusammensetzung und in seinen Eigenschaften, der als Resultat von natürlichen, physisch-chemischen Prozessen gebildet wird, die auf der Oberfläche und in den Tiefen der Erde und anderer Planeten stattfinden; ist ein Bestandteil von Gesteinsarten, Erz und Meteoriten.

Die Mehrheit der Mineralien sind Kristallsubstanzen oder haben sich vorher in einem Kristallzustand befunden, haben diesen jedoch als Resultat eines mitamikten, das heißt ohne Veränderungen der chemischen Zusammensetzung, Zerfalls verloren.

Mineralien trifft man in der Natur hauptsächlich als verschiedenartige Körner einer falschen Form an, die keinerlei kristallographische Umrisse, jedoch unabhängig davon in den meisten Fällen eine innere Kristallstruktur haben.

© Г. П. Грабовой, 2000

In einem beliebigen Naturmineral sind Informationen darüber enthalten, wann und wo dieser entstanden ist, unter welchen Bedingungen sich dieser entwickelt hat, welchen Einwirkungen dieser unterlag, welche persönlichen Eigenschaften dieser erworben hat, sowie welche Wechselwirkung dieser mit benachbarten Mineralien und anderen räumlichen Objekten hatte.

Als Stein wird ein harter Körper bezeichnet, der sowohl aus einem, wie auch aus zwei und mehr Mineralien besteht.

Chemische Formel eines Minerals

Die chemische Formel eines Minerals bringt seine chemische Zusammensetzung als eine Abfolge von Symbolen chemischer Elemente zum Ausdruck, die durch unterstehende stöchiometrische Indexe versorgt werden, welche die relativen Mengen von Atomen verschiedener Sorte anzeigen, die in dessen Zusammensetzung miteingehen.

Kristallographische Eigenschaften

Kristallsystem - In der Kristallographie ist dies eine Gruppe Symmetriearten, in die Kristalle eingehen, welche ähnliche Elemente der Symmetrie haben und durch bestimmte geometrische Kontanten charakterisiert werden.

Einige physische Eigenschaften von Mineralien

Farbe – Die Fähigkeit des Minerals den einen oder den anderen Teil des sichtbaren Spektrums widerzuspiegeln oder durch sich hindurch zu lassen.

Innere Reflexe (Durchsichtigkeit) – Das Studieren der inneren Reflexe ergibt eine Vorstellung über Eigenschaften der Durchsichtigkeit der Mineralien.

Stichfarbe – Mineralien, die eine Mohshärte kleiner als 6 auf der Mohs Skala haben, hinterlassen einen Streifen wenn man mit dem Mineral über eine nicht glasierte Phosphorplatte (Biskuit) streicht. Deshalb nennt man die Stichfarbe auch Farbe im Pulver. In anderen Worten bleibt beim durchziehen einer Linie auf der Platte eine Spur vom Mineral in Form eines dünnen Pulvers. Wenn die Mohshärte des Minerals höher ist als 6, dann zerkleinert man für die Bestimmung des gegebenen Indikators das Mineral in einem Mörser und bestimmt die Farbe des Pulvers mit weißem Papier als Hintergrund. Die Farbe der Linie oder die Farbe des Minerals im Pulver kann sich von der Farbe des Minerals selbst unterscheiden und erweist sich als eine stabilere Eigenschaft, oder ein genauerer diagnostischer Indikator des Minerals.

Opazität – Die Fähigkeit eines Minerals Licht durch sich durch zu lassen.

Glanz von Mineralien – Eine Charakteristik der spiegelnden Fähigkeit einer Stoffoberfläche, das heißt, ein Lichteffekt, welcher durch die Spiegelung eines Teils des Lichtstrahls hervorgerufen wird, der auf das Mineral fällt.

Mohshärte eines Minerals – Dies ist die Fähigkeit eines Minerals einer mechanischen Einwirkung, sowie dem Kratzen mit einem spitzen Gegenstand oder mit einem anderen Mineral, stand zu halten. Für praktische Ziele benutzt man eine Mohs'sche Härteskala, die Anfangs des XIX Jahrhunderts durch den Österreichischen Mineralogen Mohs vorgestellt wurde.

Mohs`sche Härteskala

1. Talk
2. Gips
3. Kalkspat
4. Flussspat
5. Apatit
6. Orthoklas
7. Quarz
8. Topas
9. Korud
10. Diamant

Dichten (g/cm^3) – von Mineralien werden überwiegend durch zwei Methoden bestimmt:

- durch die Methode der Verdrängung von Flüssigkeit, in anderen Worten, durch das Abwägen des Musters und die Messung des Volumens des durch das Mineral verdrängten Wassers im Behälter. Dies ist die sogenannte Abwägungsmethode.

- Durch die Methode des Verlustes von Gewicht im Mineral, welches in Wasser eingetaucht wurde (das absolute Gewicht des Musters wird geteilt durch den seinen Verlust an Gewicht im Wasser), oder entsprechend dem Archimedischen Gesetzt.

Dichte γ – Dies ist das Verhältnis des Gewichtes **P** zu deren eingenommenem Volumen **V**.

$\gamma = P/V$

Tenazität – charakterisiert den Wiederstand eines Materials eines Minerals gegen Deformation oder Zerstörung. Die Sprödigkeit von Mineralien wird bei einem mechanischen Entzweibrechen festgestellt. Die Sprödigkeit hängt nicht von der Mohshärte des Minerals ab. Z. B. ein Diamant, welcher als der härteste unter den Mineralien gilt, ist spröde. Mineralien sind ebenfalls verformbar und biegsam.

Minerale mit früh entwickelten und auf Ereignisse Einfluss nehmenden Eigenschaften.

A

Avanturin

Für das Mineral Avanturin ist folgende Reihe vorgesehen – **3185196148**, die die Erkenntnis der ewigen Entwicklung gewährleistet.

Eine der Ausbildungsformen des feinkörnigen Quarzes.

Mineralklasse – Silikate

Chemische Formel – SiO_2.

Kristallsystem – trigonal

Farbe des Minerals – grün, gelb, blau, schwarz, kirschrot

Einsprengsel – Glimmer, Hämatit, Eisenhydroxide

Glanz – Glasglanz

Mohshärte – **6,0–7,0**

Bruch – muschelig

Dichte – **2–2,6**

Vorkommen – China, Australien, Brasilien, Norwegen, Chile, USA, Österreich usw.; Zusatzinformation – Zierstein, Dekorationsstein

Es ist notwendig sich bei der chemischen Formel zur Gewährleistung der ewigen Entwicklung auf den Symbolen „S" und „i" zu konzentrieren. Bei der Arbeit mit den Farben ist es notwendig sich auf der Farbe kirschrot zu konzentrieren. Dabei muss die Konzentration so sein, dass wenn Sie sich auf der Farbe kirschrot konzentrieren, Sie mit einer großen Geschwindigkeit die Farben gelb, grün und blau durchlaufen. Das heißt Sie müssen sich vorstellen, dass diese Farben sich vor der Farbe kirschrot befinden. Die Geschwindigkeit Ihres Bewusstseinselements bei dem Durchlauf durch die Farbe Gelb muss sehr hoch sein, damit die Farbe Gelb die Struktur Ihres Bewusstseins nicht berührt und Sie mit Ihrem Bewusstsein direkt auf der Ebene der Farbe kirschrot hervorkommen.

Auf diese Art und Weise entsteht ein ernsthaftes Steuerungsprinzip, das dazu führt, dass Sie die Information und die Kenntnisse über die ewige Entwicklung sofort erhalten, auch wenn sich diese an einem, aus der Sicht Ihres Bewusstseins oder Ihres physischen Körpers, entfernten Punkt befinden, können Sie diese Technologie der Beschleunigung der Steuerung verwenden. Die für Sie nicht relevanten Gebiete der Steuerung berühren Sie nicht, weil die Geschwindigkeit so groß ist und die nicht relevanten Gebiete der Steuerung schaffen es nicht in das wesentliche System der Wechselwirkung einzudringen und so erreichen Sie Ihr Steuerungsziel. Es ist möglich über die Einsprengsel in dem Mineral Avanturin die Steuerung durch den Glimmer zu beobachten und dabei einen aus dem Licht der Gedanken bestehenden Bogen zwischen dem Glimmer und den Eisenhydroxiden zu formen. So eine informative Verbindung wird es ermöglichen die Ereignisse der Vergangenheit und der Gegenwart zu bestimmen, das diese in den Rahmen der gestellten Aufgaben der ewigen Entwicklung so miteinander interferieren, dass es immer möglich ist die Zukunft zu verbessern, ausgehend aus dem minimalen Stützniveau auf die vergangenen Ereignisse. Die Vergangenheit wird in den Steuerungspunkt überführt und folglich entwickelt sich die gesamte zukünftige Welt kontrolliert in Richtung der ewigen Entwicklung und gewährleistet ewiges Leben.

Wenn Sie das Merkmal Glanz dieses Minerals betrachten, also die Tatsache, dass es sich um Glasglanz handelt, können Sie, indem Sie sich irgend ein Glas vorstellen, sogar eine Flasche aus grünem Glas vorstellen, herausfinden welche Flüssigkeit diese Flasche gefüllt hat. Das heißt, dass Ihr Bewusstsein durch eine bestimmte Handlung in eine bestimmte Ebene der physischen Realität gelangt. Das Bewusstsein wählt sich in der physischen Realität irgendeinen Gegenstand aus, zum Beispiel eine Flasche und dann können Sie die Steuerung schnell verbreiten und verstehen wo diese Flasche schon gewesen ist, wer sie in den Händen hielt, aus welcher Zeit sie stamm, welcher Mensch aus ihr getrunken hat und dann die Entwicklung der Information betrachten – wer ist dieser Mensch, wo lebt er, wo ist er geboren und so weiter.

Auf diese Art und Weise, bei der Steuerung durch die Struktur des Minerals Avanturin, ist es möglich eine ziemlich breite Steuerungsebene zu betrachten, die es Ihnen ermöglicht folgendes zu machen: wenn solche Details in der Wahrnehmung möglich sind und Sie die Struktur von vergangenen Ereignissen anhand des Merkmals

Glanz des Avanturins erforschen können, können Sie entsprechend das gleiche auch auf zukünftige Ereignisse anwenden, weil aus der Sicht der Zukunft die Steuerung dynamischer ist und Sie die Zukunftsinformation in Richtung der ewigen Entwicklung schneller bilden können.

Sie können dafür das Merkmal Mohshärte des Minerals verwenden. Wenn Sie sich zum Beispiel auf der Mohshärte 6,5 konzentrieren oder ungefähr in der Mitte des Intervalls zwischen sechs und sieben, können Sie ein gewisses Trennsystem in der Information fixieren. Bei der Arbeit mit den Merkmalen des Avanturin werden Sie sehen können, dass die vergangene Charakteristik, zum Beispiel zu einer geringeren Mohshärte – sechs gehört. Die nächste Charakteristik – sieben, gehört zu der zukünftigen Steuerungscharakteristik. Durch so eine Wahrnehmung kann bestimmt werden, dass die zukünftigen Ereignisse stabiler sind. Und es ist auch so. Auf der Bewusstseinsebene können sie sehen, dass die Zukunft tatsächlich stabiler und steuerbar ist, da die Vergangenheit keine geradlinige Realisation auf der gegenwärtigen physischen Ebene aus der Sicht des Bewusstseins besitzt, was damit verbunden ist, dass auf die Ereignisse der gegenwärtigen Zeit auf der physischen Ebene grundsätzlich die Ereignisse der Gegenwart und der Zukunft Einfluss nehmen.

Daraus folgt, dass die Zukunft für das Bewusstsein absolut ist, im Grunde eine stabile Konstruktion, wenn die Rede von dem unendlichen, ewigen Leben des Menschen in einem physischen Körper, seinem eigenem, ist.

Der Mensch muss sich in der Praxis mit der Gewährleistung der ewigen Entwicklung beschäftigen, die Alterungsprozesse überwinden, usw. Lassen Sie uns die Orte betrachten wo Avanturin entdeckt wurde, zum Beispiel China, dann Österreich, die Vereinigten Staaten von Amerika, Brasilien. Über das faktische Vorhandensein des Minerals in bestimmten geographischen Gebieten kann man sehen, dass sich die Verbreitung des Steins auf den dem Bewusstsein entsprechenden Systemebenen in unterschiedliche Gebiete aus der inneren Logik der Entwicklung des Universums ausgeht. Wenn man diese Logik durch die enorme Menge an Mineralen im Weltall erkennt und die innere Struktur des Planeten erfährt, kann man auf diese Art und Weise auch die Logik der ewigen Entwicklung des Menschen bestimmen, die dazu gehört, dass der Mensch auf die gleiche Art und Weise auch seinen Körper erfahren muss.

Diese Erkenntnis des Körpers muss aus der Sicht der Aufgaben und der mit der Information der Mineralen entsprechenden Möglichkeiten prinzipiell sein. Wenn es so eine Möglichkeit wie der unendliche vom Gott erschaffene Weltraum gibt, dann gibt es entsprechend auch die Möglichkeit, dass der Mensch sich in diesem Raum entwickelt. Bei der Gegenüberstellung von der Idee, dem Weg der Entwicklung, der sich durch bestimmte Strukturen der materiellen, physischen Ebene einer Substanz ausdrückt, kann man beobachten auf welche Art und Weise man sein Bewusstsein entwickeln soll, damit das materille System, welches auch im Universum, in dem äußeren Weltraum, vertreten ist, es dem Menschen ermöglichen würde sich genauso zu entwickeln.

Folglich hat die Ebene der Bewusstseinsentwicklung in diesem Fall eine sehr strikt ausgeprägte konkrete Basis. Dabei, wenn man durch das Bewusstsein die gesamte äußere Welt betrachtet, das heißt, so zusagen die Materie seines Bewusstseins auf alle Manifestationen der physischen Welt auferlegt, kann man bestimmte Gesetze dieser Entwicklung erhalten. Das heißt Sie müssen sich gedanklich vorstellen, dass Ihr Bewusstsein sich auf die Struktur des geographischen Gebietes neben Ihnen ausbreitet, dann weiter auf irgendwelche Planeten und andere Universen. Sie werden bestimmte Konturen sehen, die dem Glanz eines Metalls ähneln. Und von hier aus wird man sehen können, dass dieser Glanz eine bestimmte Konstruktion bildet, sogar bis hin zu gewissen formalen Systemen, Formeln, die bestimmten mathematischen Strukturen ähneln.

Indem Sie diese Lichtstruktur auf Ihr Bewusstsein wie auf ein Bildschirm projizieren, werden Sie das innere Wesen sehen können, welches auf Ihre geistige Ebene und die Ebene der Seele übertragen wird. Dann fixieren Sie das Ganze und Sie erhalten eine gewisse Verlangsamung der Zeit innerhalb der Wahrnehmung, die es Ihnen erlaubt ziemlich genau das System dieser Entwicklung zu errechnen und zu verstehen. Hier taucht ein sehr wichtiges Element in der Steuerung auf, der darin besteht, dass wenn man den Zusammenhang der Möglichkeit des Steins sich aus der Sicht der Logik in der Welt eine ewige Zeit lang zu befinden betrachtet, kann man sehen, dass Ihr Bewusstsein anfängt zu begreifen, was der lebende Organismus, sprich was Ihr Körper, zum Beispiel in irgendeinem bestimmten Moment tun muss. Es taucht sogar eine konkretere Technologie auf, wenn Sie sich eine Frage stellen, was gerade in diesem Moment zu tun ist. Zum Beispiel, ob Sie den rechten Fuß zwanzig Zentimeter weiter oder näher aufsetzen sollen. Im Bereich des Bewusstseins Informationen zu konkreten Fragen zu erhalten, da Minerale einen ziemlich großen Umfang der Substanz des Universums und eine konkrete Information im Universum darstellen. Bei der Verwendung der gegebenen Technologie können Sie konkrete Antworten erhalten und zwar beispielsweise so einer Art: was soll ich in der nächsten Sekunde machen. Oder wenn die Situation dringlich ist und solche Handlungen erfordert wie Rettung, dann können Sie eine sofortige Information erhalten indem Sie sich auf den großen Umfang der ewig existierenden Information stützen, die aus unterschiedlichen Gebieten besteht.

Die Logik des Bewusstseins, wie man sieht, besteht darin, dass das sich in den Bergen befindende Mineral für das Bewusstsein eine ewige physische Natur besitzt, wenn es nicht zu einem Zusammenstoß mit einem äußeren kosmischen Körper kommt und dieses Mineral nicht gespalten wird. Da die gegebene Information über die Welt so ist, dass das Mineral in irgendeinem Ort, sprich hier, ewig existieren kann und die Auflösung für das Bewusstsein spezifisch ist, folglich kann auch jede andere Substanz ewig existieren. Alles was in der materiellen Welt ausgeprägt ist kann auch ewig existieren. Darin besteht eine bestimmte Intention Gottes, ausgerichtet darauf, dass indem Sie Ihr Bewusstsein nach der Struktur entwikkeln, die mit der Sie umgebenden Umwelt identisch ist, kommen Sie zu der Erkenntnis des Gottes in der Hinsicht, dass Er nicht nur die Struktur des ewigen Lebens als eine Idee in Sie verankert hat, sondern auch konkrete Antworten bereit gestellt hat, was zu tun ist, damit lebende Organismen ewig leben können.

Achatholz – 2142714987

Ein Mineral biologischen Ursprungs. Ein Holz, substituiert durch Quarz, Opal, Chalcedon
Chemische Formel – SiO_2.

Man muss sich auf dem Symbol «S» der chemischen Formel konzentrieren.

Farbe des Minerals – grau, braun, rötlich, braun, gelb, selten hellblau. Zusatzinformation – das Holz wird zu Stein während vieler Millionen Jahre. Ist ein Halbedelstein.

Agalmatholith- 5189143198

Undurchsichtiges dekoratives Mineral mit einer glatten, „seifigen" Oberfläche.

Morphologie – dichtes, kryptokristallinisches, feinkörniges metamorphisches Gestein.

Mineralklasse – Silikate

Chemische Formel – $Al_2(OH)_2Si_4O_{10}$

Es ist notwendig sich auf der gesamten chemischen Formel zu konzentrieren.

Farbe des Minerals – weiß, grau, braun-gelb, rot-braun, grün, manchmal hat das Mineral ein buntes Munster, Flecken;

Strichfarbe – weiß

Opazität – undurchsichtig

Mohshärte – 2,5–3

Dichte – 2,8

Die Dichte muss gedanklich auf 2,7 verringert werden.

Vorkommen – in Russland: Tuwa, Burjatien, Ural; in Ukraine, in Usbekistan, Korea, Japan, China, Tschechien, Rumänien, Kasachstan.

Zusatzinformation: Dekorationsstein;

Das Prinzip der Steuerung liegt darin, dass man die Zukunft als einen Lebensraum betrachtet, der den Eigenschaften des gegenwärtigen Denkens in Richtung der schöpferischen Entwicklung und des ewigen Lebens entspricht.

Achat - 4987132194

Morphologie – kryptokristallinische Ausbildungsform der natürlichen Kieselerde, feinfaseriges Aggregat mit Anlagerungstextur und aderiger Färbung, gebildet in erster Linie durch Chalzedon Schichten.

Mineralklasse – Oxide

Chemische Formel – SiO_2.

Es ist notwendig sich in erster Linie auf den ersten zwei Symbolen der chemischen Formel „S", „i" zu konzentrieren.

Farbe des Minerals – üblicherweise blass, in grauen, gelben und braunen Tönen, selten mit grünem Verlauf oder blassblau. Typisch ist eine gestreifte Zonalität der Farben;

Strichfarbe – weiß

Opazität – undurchsichtig, durchscheinend an den Rändern, dünne Abscherungen sind durchscheinend, sind manchmal halbdurchsichtig;

Glanz – Glasglanz, Mattglanz, fettig;

Mohshärte – 7

Es ist notwendig die Mohshärte auf 5 zu verringern.

Bruch – muschelig, uneben

Dichte – 2,6

Vorkommen in Russland – Ural, Hochplateau Ola (Oblast Magadan), Timanrücken, in Region Moskaus (Golutwin), und auch in Georgien, Armenien, Tadschikistan, Brasilien, Mongolei, Uruguay, Indien;

Zusatzinformation – edler Dekorationsstein und Halbedelstein, wird sehr breit im Schmuckhandwerk verwendet;

Unter den Bedingungen der ewigen Entwicklung ist es notwendig über den unendlichen Wert des ewigen Lebens nachzudenken und ein ewiges Leben ist genauso unschätzbar wie das Leben selbst.

Adamin - 3184912164

Morphologie – prismatische, tafelartige, isometrische Kristalle; in Form von radial-strahligen Aggregaten, feinkristallischen Krusten.

Mineralklasse – Arsenate;

Chemische Formel – $Zn_2AsO_4(OH)$

Es ist notwendig sich bei der chemischen Formel auf den ersten zwei Symbolen „Z", „n" zu konzentrieren.

Kristallsystem – rhombisch

Farbe des Minerals – hellgelb, zart-gelb, braun-gelb, blass-grün, gelblich grün, sehr selten farblos; farblos oder mit gelber Färbung, grün, rosa in den inneren Reflexen und in der Durchsicht;

Strichfarbe – weiß

Opazität – durchsichtig, halbdurchsichtig

Glanz – Glasglanz

Mohshärte – 3,5

Es ist notwendig die Mohshärte gedanklich auf 2 zu verringern.

Bruch – uneben, muschelig

Tenazität – sehr spröde

Dichte – 4,32 – 4,48

Es ist notwendig die Dichte (g/cm³) gedanklich auf 2,8 zu verringern.

Zusatzinformation – Adamin ist ein seltenes Mineral, gehört zu der Gruppe der Oliveniten, ist der Zink-Analogen des Olivenits; wurde 1866 in Chañarcillo in der Atacamawüste in Chile entdeckt, kommt in Mexiko, Namibia, Frankreich, Griechenland, Kasachstan und der Region Primorje vor;

Bei der Realitätssteuerung hat alles eine Bedeutung, sogar der Name des Steuerungsobjekts. Sie können die Information in Richtung der ewigen Entwicklung verändern, indem Sie dem Namen des Steuerungsobjekts Eigenschaften der ewigen Entwicklung hinzufügen.

Azurit - 3184192164

Morphologie – «Briefkuvertförmige» Kristalle, keilförmige Prismen, dickstengelige, langprismatische; Drusen, radialstrahlige Aggregate.

Mineralklasse – Karbonate;

Chemische Formel – $Cu_3(CO_3)_2(OH)_2$

Es ist notwendig sich bei der chemischen Formel auf den ersten drei und auf den letzten drei Symbolen zu konzentrieren, sprich auf „C", „u" und dem Index „3", dann auf „O", „H" und dem Index „2".

Kristallsystem – monoklin

Farbe des Minerals – lasurblau, dunkelblau, grünlich-violett;

Strichfarbe – grünliches blassblau

Opazität – durchsichtig, durchscheinend

Glanz – Glasglanz

Mohshärte – 3,5–4

Es ist notwendig die Mohshärte gedanklich auf 2 zu verringern.

Bruch – muschelig

Tenazität – spröde

Dichte – 3,77

Es ist notwendig die Dichte (g/cm³) durch eine Bewusstseinshandlung auf 2,2 zu verringern.

Vorkommen – in Russland – Altai. Ausland – Frankreich, Kasachstan, Namibia, Australien, Arizona USA;

Zusatzinformation – Dekorationsstein

Bei der Arbeit mit dem Leben müssen Sie Leben reproduzieren. Bei der Arbeit mit dem Raum müssen Sie die Realität des unendlichen Lebens reproduzieren.

Aquamarin - 3142172184

Schmuckform des blassblau farbigen Berylls;

Morphologie – prismatische Kristalle

Kristallsystem – hexagonal

Chemische Formel – $Al_2Be_3[Si_6O_{18}]$

Es ist notwendig sich auf den ersten zwei Symbolen der chemischen Formel – „A", „l" zu konzentrieren.

Farbe des Minerals – variiert von grünlich-blassblau bis blassblau unterschiedlicher Intensität;

Strichfarbe – weiß

Opazität – durchsichtig

Glanz – Glasglanz

Mohshärte – 7,5–8

Es ist notwendig die Mohshärte gedanklich auf **4** zu verringern, dann auf **9,2** zu vergrößern, dann auf **9,7** zu vergrößern und wieder gedanklich auf **1** zu verringern.

Bruch – uneben, muschelig

Tenazität – spröde

*Dichte – **2,68–2,80***

Es ist notwendig die Dichte (g/cm³) gedanklich auf 1,4 zu verringern.

Vorkommen – in Russland – im mittleren Uralgebirge und in Transbaikalien. Im Ausland – Brasilien, Ukraine, Madagaskar, Birma, Sri Lanka, Namibia, Zimbabwe, Indien, Pakistan, Afghanistan;

Zusatzinformation – Zierstein

Bei der Verwendung des Aquamarins als Schmuckstein kann man folgende Form der Steuerung in Richtung der Gewährleistung der ewigen Entwicklung und des ewigen Lebens verwenden – konzentrieren Sie sich gedanklich auf der Oberfläche des Aquamarins, stellen Sie sich danach vor, dass der Stein eine Sphäre aussondert, jetzt müssen Sie sich notwenige Ereignisse im Inneren der Sphäre vorstellen, die Sie als sich entwickelnde Ereignisse in Richtung der Entwicklung des ewigen Lebens planen.

Jede Handlung bedeutet die Fortführung der Entwicklung der Realität.

Axinit - 3184195164

Morphologie – tafelige Kristalle

Mineralklasse – Silikate

Chemische Formel – $Ca_2(Fe,Mg,Mn)Al_2B[OH|O|(Si_2O_7)_2]$

Es ist notwendig sich auf den ersten zwei Symbolen der chemischen Formel zu konzentrieren, sprich auf „C", „a".

Kristallsystem – triklin

Farbe des Minerals – braun bis schwarz, manchmal grünlich gelb, violett, blau, rosa;

Strichfarbe – farblos

Opazität – durchscheinen, undurchsichtig

Glanz – Glasglanz

*Mohshärte – **6,5–7***

Es ist notwendig die Mohshärte gedanklich auf 4 zu verringern.

Bruch – uneben

*Dichte – **3,25–3,3***

Es ist notwendig die Dichte (g/cm³) gedanklich auf 2,5 zu verringern.

Bei der Arbeit der Verringerung der Dichte (g/cm³) in der Struktur Ihres Bewusstseins, müssen Sie versuchen zu sehen auf welche Art und Weise der Geist und die Seele auf diese Handlung reagieren, Sie müssen also ihre Lichtausstrahlung wahrnehmen. Dann werden Sie verstehen, dass es bei dem Gedankenprozess zur Arbeit des Geistes, der Seele und des physischen Körpers eines Menschen kommt. Sie werden sehen können, wie bestimmte Organe bei der Bildung eines konkreten Gedankens reagieren. Auf der Information kann es auch als eine Vergrößerung der Lichtintensität, die der Körper aussondert betrachtet werden. Wenn man diesen Gedanken auf die ewige Entwicklung überträgt, kann man die Wechselwirkung des

Gedanken mit den Ereignissen auf so eine Art und Weise sehen, dass die Ereignisse aus der Sicht der ewigen Entwicklung des Menschen für den Menschen unproblematisch sind.

Indem Sie in der Realität agieren, werden Sie den Sinn, der auf Sie bezogener Handlungen verstehen können.
Zusatzinformation – Sammelstein.

Aktinolith - 3184975194

Morphologie – prismatische Kristalle, stengelige Aggregate;
Mineralklasse – Silikate
Chemische Formel – $Ca_2(Mg, Fe^{2+})_5[Si_4O_{11}]_2(OH)_2$

Es ist notwendig sich auf den ersten zwei Symbolen der chemischen Formel und den drei letzten Symbolen der chemischen Formel zu konzentrieren, das heißt auf „C", „a", dann auf „O", „H" und dem Index „2".

Kristallsystem – monoklin
Farbe des Minerals – Flaschengrün, hellgrün bis dunkelgrün
Strichfarbe – weiß
Opazität – durchscheinend, undurchsichtig
Glanz – Mattglanz, Glasglanz, Seidenglanz
*Mohshärte – **5–6***

Es ist notwendig die Mohshärte gedanklich auf 1 zu verringern.
Bruch – scherbig, eben

Tenazität – spröde

Es ist notwendig die Tenazität mittels Steuerung der atomaren Struktur des Minerals zu vergrößern.

Dichte – *3.03–3.24*

Es ist notwendig die Dichte (g/cm³) gedanklich auf **1,2** zu verringern.

Bewegung des Lebens ist immer eine Entwicklung zum Besseren. Versuchen Sie das Schöne im Leben wahrzunehmen.

Alabaster - 2184172194

Morphologie – durchgängige Massen

Mineralklasse – Sulfate

Chemische Formel – $CaSO_4 * 2H_2O$

Es ist notwendig sich bei der chemischen Formel auf allen Symbolen der chemischen Formel nacheinander zu konzentrieren – zunähst von links nach rechts und dann umgekehrt – von rechts nach links. Bei der Konzentration von rechts nach links versuchen Sie so einen Prozess zu betrachten, dass der Gedanke, der auf den eigenen Weg in umgekehrte Richtung ausgerichtet ist, seine Strahlung vergrößert, dadurch können Sie das Prinzip der Steuerung auswählen, einschließlich der Steuerung Ihrer eigenen physischen Materie, wenn es notwendig ist auf der zellularen Ebene oder einer anderen Ebene das Gewebe des Körpers zu verstärken.

Farbe des Minerals – weiß, cremefarben, hellgelb, hellorange, rötlich;

Strichfarbe – weiß

Opazität – undurchsichtig, durchscheinend an den Rändern

Mohshärte – 2

Es ist notwendig die Mohshärte gedanklich auf 1,5 zu verringern.

Dichte – 2,30–2,33

Es ist notwendig die Dichte auf **1,5** zu verringern

Vorkommen – USA, Deutschland, Großbritannien, Italien, Frankreich;

Zusatzinformation – Dekorationsstein

Die Geschwindigkeit des Gedankenprozesses hängt von der Reaktion des Bewusstseins ab. Machen Sie den Gedankenprozess bewusst.

Alexandrit - 2194812314

Ein sehr seltener und kostbarer Edelstein.

Chemische Formel – $BeAl_2O_4$ *enthält* **Cr**

Es ist notwendig sich bei der chemischen Formel auf den ersten vier Symbolen zu konzentrieren, das heißt auf „B", „e", „A", „l".

Kristallsystem – rhombisch

Farbe des Minerals – im Tageslicht hat der Alexandrit üblicherweise eine grau-grüne, blassblau-grüne oder gesättigte grüne Farbe, die von seinem Chromgehalt abhängig ist. Bei einer künstlichen Beleuchtung, insbesondere unter dem Licht einer Fluoreszenzlampe wird der Stein rot, Flieder-rot. Man kann die Farbe auch bei Rotation des Steines beobachten, wenn das Licht durch ihn in unterschiedliche Richtungen hindurch fließt. Das Phänomen des Farbwechsels, der von der Lichtquelle abhängig ist wird als der Alexandrit-Effekt bezeichnet.

Es ist notwendig sich auf der grünen Farbe des Alexandrits zu konzentrieren. Bei der Konzentration auf der grünen Farbe müssen Sie wahrnehmen, wie eine Farbe eine andere Farbe bildet, auf diese Art und Weise ist es möglich die schnelle Bewegung auf der molekularen Ebene, die Umstrukturierung der Moleküle, die die Farbe bilden, zu sehen. Von hier aus werden Sie das Prinzip sehen können, dass wenn Sie der Steuerung auf der Ebene der atomaren Strukturen einer Substanz mächtig werden, dann mit der Kenntnis des Prinzips der Farbbildung versuchen können die Materie zu bilden, die Sie benötigen. Wobei die Materie anhand der Gedankenlogik, die auf der Beobachtung und der Erkenntnis der allgemeinen Gesetze der Steuerung von Atomen und Molekülen basiert, gebildet werden kann.

Strichfarbe (Farbe im Pulver) – weiß

Sie müssen die Strichfarbe in Ihrer Wahrnehmung als Silber-weiß wahrnehmen.

Opazität – durchsichtig, durchscheinend

Sie müssen versuchen die Charakteristik der Durchsichtigkeit mittels Konzentration auf der dem Mineral entsprechenden Information zu vergrößern.

Glanz – Glasglanz

*Mohshärte – **8,5***

Es ist notwendig die Mohshärte gedanklich auf **7** zu verringern.

Bruch – uneben, muschelig

Tenazität – spröde

*Dichte – **3,75***

Es ist notwendig die Dichte (g/cm³) gedanklich auf **2** zu verringern.

Zusatzinformation – wertvolle Ausbildungsform des Chrysoberylls, Zierstein. Vorkommen – in Russland – im mittleren Uralgebirge; Ausland – Brasilien, Madagaskar, Indien, Südafrika;

Der Weg des ewigen Lebens besteht aus Siegen.

Albit - 216142178

Morphologie – Plättchen förmige oder tafelartige, tafelartige-prismatische Kristalle.

Bei der Steuerung müssen Sie das Mineral mit der Morphologie in Form von Plättchen-förmigen Kristallen mittels Konzentration auf der Zahlenreihe, die dem Albit entspricht und auf den Plättchen förmigen Kristallen des gegebenen Minerals wahrnehmen.

Chemische Formel – **NaAlSi$_3$O$_8$**

Kristallsystem – triklin

Es ist notwendig gedanklich das trikline Kristallsystem in ein kubisches Kristallsystem umzuwandeln.

Farbe des Minerals – weiß, blassblau, grau, rosa;

Es ist notwendig sich auf der weißen Farbe des Minerals zu konzentrieren.

Strichfarbe – weiß

Opazität – durchsichtig, halbdurchsichtig, durchscheinend, matt;

Bei der Charakteristik der Opazität müssen Sie sich darauf konzentrieren, dass das Mineral durchscheinend ist.

Glanz – Glasglanz

*Mohshärte – **6–6,5***

Es ist notwendig die Mohshärte gedanklich auf **2,8** zu verringern.

Bruch – uneben

Sie müssen gedanklich den Bruch des Kristalls eben machen.

Tenazität – spröde

Sie müssen gedanklich die Tenazität des Minerals so vergrößern, dass dieser nicht mehr spröde ist.

*Dichte – **2.6 - 2.65***

Sie müssen gedanklich die Dichte (g/cm^3) auf **1,8** verringern.

Dann müssen sie die Dichte (g/cm³) gedanklich auf **2,9** vergrößern und dann gedanklich in der Bewusstseinsbewegung auf **1** verringern.

Der Weg des ewigen Lebens ist der Weg der Überwindung von Hindernissen mittels der eigenen Entwicklung.

Almandin - 3184192184

Mineral gehört zu der Gruppe der Granate.

Chemische Formel – $Fe_3Al_2(SiO_4)_3$

Kristallsystem -kubisch

Farbe des Minerals – rot mit einer typischen violetten Färbung oder rot-violett, kirschrot, himbeerrot, braun-rot bis zu fast schwarz;

Strichfarbe – weiß

Opazität – durchsichtig, halbdurchsichtig

Glanz – Glasglanz, Harzglanz

Mohshärte – 7–7,5

Es ist notwendig die Mohshärte gedanklich auf zu **1,8** verringern.

Bruch – nahezu muschelig

Dichte – 3,7–4,26

Es ist notwendig die Dichte (g/cm³) auf **2** zu verringern.

Zusatzinformation – Zierstein. Hat magnetische Eigenschafften, im Vergleich zu anderen Ausbildungsformen des Granats sind diese bei dem Almandin am meisten ausgeprägt;

Erweitern Sie den Blick Ihres Lebens und Sie werden seine unversiegbare Quelle sehen.

Amazonit - 3184192196

Morphologie – Kristalle mit stangenförmigen und unregelmäßigen Formen;

Mineralklasse – Silikate, gehört zu der gruppe der Feld-Spaten;

Chemische Formel – $K[AlSi_3O_8]$

Es ist notwendig sich auf der gesamten chemischen Formel zu konzentrieren.

Kristallsystem – triklin

Farbe des Minerals – grün, blassblau-grün

Strichfarbe – weiß

Opazität – undurchsichtig

Glanz – Glasglanz

*Mohshärte – **6***

Sie müssen die Mohshärte gedanklich auf **5,2** verringern.

Bruch – stufenartig

Dichte – 2,54

Sie müssen die Dichte (g/cm³) gedanklich auf **1,8** verringern.

Zusatzinformation – Zierstein, Dekorationsstein, Sammelstein.

Denken Sie daran was Sie benötigen und vergessen Sie das andere nicht.

Amblygonit- 3192182194

Morphologie – dickstengelige Kristalle

Mineralklasse – Phosphate

Chemische Formel – **(Li,Na)Al[PO$_4$]F**

Es ist notwendig sich auf den ersten vier Symbolen der chemischen Formel zu konzentrieren, das heißt auf „L", „i", „N", „a".

Kristallsystem – triklin

Farbe des Minerals – milchweiß, gelblich-beige, lachsrosa, grünlich, blassblau, grau; farblos in den inneren Reflexen und in der Durchsicht;

Bei der Steuerung der ewigen Entwicklung ist es notwendig sich auf der Farbe milchweiß zu konzentrieren.

Strichfarbe – weiß

Opazität – durchsichtig, durchscheinend

Glanz – Glasglanz, Fettglanz, Perlmuttglanz;

Zur Gewährleistung des ewigen Lebens durch die rechtzeitigen Handlungen der ewigen Entwicklung ist es notwendig sich auf dem Perlmuttglanz des gegebenen Minerals zu konzentrieren.

Mohshärte – **6**

Es ist notwendig die Mohshärte gedanklich auf **5** zu verringern.

Bruch – muschelig, uneben;

Tenazität – spröde

*Dichte – **3,11–2,98***

Zusatzinformation – Zierstein

Stellen Sie sich Ihr ewiges Leben vor und Sie werden sehen, dass Ihr Bewusstsein und Ihre Seele es bereits besitzen.

Amethyst - 3184192174

Eine der wertvollsten und schönsten Ausbildungsformen des Quarzes.

Chemische Formel – SiO_2.

Es ist notwendig sich auf den ersten zwei Symbolen der chemischen Formel zu konzentrieren, sprich auf „S", „i".

Kristallsystem – trigonal

Versuchen Sie gedanklich das trigonale Kristallsystem in ein triklines Kristallsystem umzuwandeln.

Farbe des Minerals – von fast farblos, blass-violettem, rosa-blassblau-violettem, blassblau-violettem bis hinzu scharlachrot, dunkel-violett, Lavendel-blau, bis hinzu fast schwarz;

Konzentrieren Sie sich auf der farblosen Variante der Farbe des Amethysts.

Strichfarbe – weiß

Versuchen Sie gedanklich die weiße Farbe der Strichfarbe in silberne Farbe umzuwandeln.

Opazität- durchsichtig

Glanz – Glasglanz, Perlmutterglanz

Konzentrieren Sie sich auf dem Glasglanz des Amethysts.

Mohshärte – 7

Verringern Sie die Mohshärte gedanklich auf **4,8**.

Bruch –muschelig

Tenazität – spröde

Dichte – 2,63–2,65

Es ist notwendig, dass Sie die Dichte (g/cm³) mittels der Konzentration auf der Zahl **2,63** wahrnehmen.

Zusatzinformation – Zierstein

Der Blick der Augen bildet Ihre Realität. Der Blick der Seele macht sie unendlich.

Ametrin - 3184172194

(Amethyst-Zitrin, zweifarbiger Amethyst)

Ausbildungsform des Quarzes.

Chemische Formel – SiO_2.

Es ist notwendig sich auf allen Symbolen der chemischen Formel nacheinander von links nach rechts zu konzentrieren.

Farbe des Minerals – weingelb, violett-lila, gelblich-Pfirsich, violett oder fliederfarben;

Es ist notwendig sich auf der Farbe lila des Ametrin zu konzentrieren.

Opazität – durchsichtig

Glanz – Glasglanz

Mohshärte – 7

Es ist notwendig die Mohshärte gedanklich auf 6 zu verringern.

Bruch – muschelig

*Dichte – **2,6***

Es ist notwendig die Dichte (g/cm³) gedanklich auf **1,8** zu verringern.

Zusatzinformation – seltener Zierstein. Das Hauptvorkommen ist in Bolivien;

Den Grund der Ereignisse kann man durch Eigenbetrachtung erkennen.

Ammolit (Ammonit) - 5182142174

Ein relativ seltenes Mineral organischen Ursprungs, welches in dem östlichen Piedmont der Felsengebirge auf dem Territorium von den USA und Kanada gefördert wird. Ammolite sind Minerale, es sind versteinerte Fragmente der Perlmutterschicht der Muscheln Ammoniten und bestehen genau wie Perlen aus Karbonat und Kalzium (Aragonits);

Ammolit wird als der wertvollste Stein organischen Ursprungs, darunter auch Bernstein, Perlen, Perlmutter, Agstein und Koralle angesehen;

Im Jahr 1981 wurde dem Ammolit offiziell der Status eines Edelsteins verliehen, wonach seine wirtschaftliche Förderung an den Orten seines Vorkommens „Bear paw" (Bärentatze) im Süden der kanadischen Provinz Alberta begann;

Es besteht überwiegend aus Kalziumkarbonat $CaCO_3$ *mit unterschiedlichen Einmischungen –* FeS_2, SiO_2;

Da das Mineral überwiegend aus Kalziumkarbonat besteht, ist es notwendig sich auf zwei Symbolen dieser chemischen Formel zu konzentrieren, sprich auf „*C*", „*a*".

Farbe des Minerals – rot-grün, rot-gelb, blau-grün, blassblau-grün, selten – violett und rosa. Ammoliten höchster Qualität beinhalten das komplette Farbspektrum;

Es ist notwendig sich auf dem gesamten Farbspektrum zu konzentrieren.

Opazität – undurchsichtig, durchscheinend in den dünnen Rändern;

*Mohshärte – **4,5–5,5***

Wenn Sie sich den Ammolit vorstellen oder gedanklich betrachten, ist es notwendig die Mohshärte gedanklich auf **2,1** zu verringern.

*Dichte – **2,6–2,85***

Es ist notwendig die Dichte (g/cm³) in der Bewusstseinshandlung auf **1,8** und in der Seelenhandlung auf **1,45** zu verringern.

Zusatzinformation – es kommen auch Ammolite vor, die komplett durch Pyrit ersetzt sind;

Der Gedanke formt das Bewusstsein auf der Grundlage der Ewigkeit der Seele.

Anhydrit - 5184916172

Morphologie – dickstengelige Kristalle

Mineralklasse – Sulfate

Chemische Formel – $CaSO_4$

Es ist notwendig sich auf der gesamten chemischen Formel zu konzentrieren.

Kristallsystem – rhombisch

Farbe des Minerals – farblos, blassblau, blau-grau, violett, weinrot, weiß, rosa, braun, rötlich, grau, dunkel-grau; farblos in den inneren Reflexen und in der Durchsicht;

Es ist notwendig sich auf der blassblauen Farbe des Minerals zu konzentrieren.

Strichfarbe – weiß, weiß-grau

Es ist notwendig sich auf der weißen Farbe der Strichfarbe zu konzentrieren.

Opazität – durchsichtig, halbdurchsichtig;

Glanz – Glasglanz, Fettglanz, Perlmutterglanz;

Mohshärte – 3–3,5

Es ist notwendig die Mohshärte gedanklich auf **2** zu verringern.

Bruch – uneben, eben

Tenazität – spröde

Es ist notwendig die Tenazität gedanklich zu vergrößern.

Dichte – 2,9–3

Es ist notwendig die Dichte (g/cm³) gedanklich auf **2,2**.

Die Handlung der Welt ist gleichzeitig auch Ihre Handlung.
Es ist möglich die Steuernden Sätze, die zu jedem Mineral gehören sowohl bei der Steuerung mithilfe der Information der Minerale, als auch unabhängig von der Information der Minerale anzuwenden. Die Wirkung der steuernden Sätze liegt darin, dass Sie die allgemeine und in einigen Fällen abstrahierte Information genau zu dem Steuerungsziel mittels der Seelenhandlung führen.

Anglesit - 5189142174

Morphologie – stengelige Aggregate, tafelige Kristalle;
Mineralklasse – Sulfate
Chemische Formel – $PbSO_4$

Es ist notwendig sich auf dem Buchstaben „P" in der chemischen Formel zu konzentrieren.

Kristallsystem – rhombisch
Farbe des Minerals – farblos, übergehend ins weiß, ist oft graue, gelbe, grüne oder blaue Töne getönt; farblos in den inneren Reflexen und in der Durchsicht;

Es ist notwendig sich auf der Farbe weiß des Minerals zu konzentrieren.

Strichfarbe – farblos
Opazität – durchsichtig, halbdurchsichtig, undurchsichtig;
Glanz – Diamantglanz, Glasglanz, Harzglanz;

*Mohshärte – **2,5–3***

Es ist notwendig die Mohshärte gedanklich auf **1,2** zu verringern.

Bruch – muschelig

Tenazität – spröde

*Dichte – **6,37–6,39***

Es ist notwendig die Dichte (g/cm³) gedanklich auf **6,1** zu verringern.

Zusatzinformation – Sammelstein

Die äußere Information ist die innere Sphäre Ihres Gedankenprozesses.

Andalusit - 5142182194

Morphologie – tafelige Kristalle

Mineralklasse – Silikate

Chemische Formel – $Al_2[SiO_4]O$

Es ist notwendig sich auf den ersten zwei Symbolen in der chemischen Formel, also auf „A" und „l" zu konzentrieren.

Kristallsystem – rhombisch

Farbe des Minerals – grau, gelb, braun, rosa, rot, dunkel-grün, selten farblos;

Es ist notwendig sich auf der Farbe dunkelgrün zu konzentrieren.

Strichfarbe – weiß

Opazität – undurchsichtig

Glanz – Glasglanz

Mohshärte – 6,5–7,5

Es ist notwendig die Mohshärte gedanklich auf **6,15** zu verringern.

Bruch – uneben, scherbig

Tenazität – spröde

Dichte – 3,13–3,16

Es ist notwendig die Dichte (g/cm³) gedanklich auf **1** zu verringern.

Die Information der Welt beinhaltet alle Prinzipien ihrer Selbstorganisation.

Andesin - 3184193148

Mineralklasse – Silikate

Chemische Formel – $Na_{0.7-0.5}Ca_{0.3-0.5}Al_{1.3-1.5}Si_{2.7-2.5}O_8$

Es ist notwendig sich auf den ersten zwei Symbolen der chemischen Formel, auf dem „**N**" und „**a**" zu konzentrieren.

Kristallsystem – triklin

Das trikline Kristallsystem kann man gedanklich in ein rhombisches Kristallsystem übertragen.

Farbe des Minerals – weiß, farblos, mit grünlicher, rötlicher Färbung;

Es ist notwendig sich auf der Farbe weiß des gegebenen Minerals zu konzentrieren.

Strichfarbe – weiß

Opazität – durchsichtig, durchscheinend, undurchsichtig;

Es ist notwendig die Opazität gedanklich zu vergrößern.

Glanz – Glasglanz

Mohshärte – 6

Es ist notwendig die Mohshärte gedanklich auf **5** zu verringern.

Bruch – muschelig

Tenazität – spröde

Dichte – 2,7

Es ist notwendig die Dichte (g/cm³) in der Bewusstseinshandlung auf **2,1** zu verringern.

Der Zufluss von Informationen, der dem Wasser entspricht, spiegelt die Eigenschaften des Wassers in der Information selbst. Das gleich trifft auf alle Ereignisse in der Welt zu.

Andradit - 5142172184

Morphologie – tafelige Kristalle

Mineralklasse – Silikate

Chemische Formel – $Ca_3Fe_2(SiO_4)_3$

Es ist notwendig sich auf den ersten vier Symbolen in der chemischen Formel zu konzentrieren, sprich auf „**C**", „**a**", dem Index „**3**" und auf „**F**".

Kristallsystem – kubisch

Farbe des Minerals – grünlich-gelb, hellbraun, dunkelbraun, braun, rot, rot-braun, rötlich-braun, Kupfer-braun, weinrot,

grau-grünlich, seltener grün, gelb; Grünlich-braun, schwarz;
Es ist notwendig sich auf der grünen Farbe des Minerals zu konzentrieren.

Strichfarbe – weiß

Opazität – durchsichtig, halb durchsichitg

Glanz – Diamantglanz, Harzglanz, Mattglanz, Glasglanz;
Es ist notwendig sich auf dem Diamantglanz des Minerals zu konzentrieren.

*Mohshärte – **6,5–7***
Es ist notwendig die Mohshärte in der Bewusstseinshandlung auf **5,1** zu verringern.

Bruch – uneben

Tenazität – spröde

*Dichte – **3,8–3,9***
Es ist notwendig die Dichte (g/cm³) auf **2** zu verringern.

Zusatzinformation – hat magnetische Eigenschaften, Zierstein und Sammelstein;

In den Handlungen der Welt gibt es vorangehende Handlungen, die Sie mit Ihrem Bewusstsein wahrnehmen und auf diese Weise die Zukunft verändern können.

Antimonit (Stibnit) - 5894217218

Morphologie – lang-prismatische, stängelige Kristalle;
Chemische Formel – Sb_2S_3

Es ist notwendig sich auf allen Symbolen der chemischen Formel von links nach rechts zu konzentrieren.

Kristallsystem – rhombisch

Farbe des Minerals – blei-grau bis schwarz;

Opazität – undurchsichtig

Glanz – stark metallisch, typisch ist eine blaue-taubengraue Anlauffarbe;

Mohshärte – 2

Es ist notwendig die Mohshärte gedanklich auf 1 zu verringern.

Bruch – nahezu muschelig

Tenazität – spröde. – Kristalle und Plättchen sind nachgiebig aber spröde, bei einer mechanischen Einwirkung, Druck und Verbiegung bilden sich polysynthetische Doppelgänger;

*Dichte – **4,63***

Es ist notwendig die Dichte (g/cm³) gedanklich auf **3,1** zu verringern.

Zusatzinformation – Antimonit ist der wichtigste der Antimonerze;

Die Bewegung des Gedanken ist wie die Bewegung des Bewusstseins, aber da wo sich der Gedanke bewegt existiert bereits die Steuerung des Bewusstseins.

Apatit - 3184172194

Morphologie – prismatische, nadelige, kurzsäulige, tafelartige Kristalle;

Mineralklasse – Phosphate

Chemische Formel – $Ca_5(PO_4)_3(F,OH,Cl)$

Es ist notwendig sich auf den ersten beiden Symbolen der chemischen Formel zu konzentrieren, auf „C" und auf „a".

Kristallsystem – hexagonal

Farbe des Minerals – gelblich, blau-grün, violett, rot-braun, braun, weißlich-grün, grau;

Es ist notwendig sich auf der blau-grünen Farbe des gegebenen Minerals zu konzentrieren.

Strichfarbe – weiß

Opazität – durchsichtig, durchscheinend;

Glanz – Glasglanz, Fettglanz;

Mohshärte – 5

Dichte – 3,2–3,4

Zusatzinformation – Apatit ist eines der am meisten verbreiteten **Biomineralen**. *Seine Mikrokristalle sind in den Wirbelknochen von Tieren und Menschen vorhanden. Es ist in allen Lebensformen, in Bakterien, Wirbellosen und Pflanzen festgelegt. In dem biologischen Apatit ist ein Teil der Ionen* Ca^{2+}, $(PO_4)^{2+}$ *oder* **(OH)**- *durch andere Ionen ersetzt.*

Agirin – 5196412197

Morphologie – langprismatische, säulenförmige und nadelige Kristalle mit vertikaler Schraffierung an den Rändern.

Chemische Formel – $NaFe^{3+}Si_2O_6$.

Bei der chemischen Formel muss man sich gedanklich auf dem Symbol «**N**» konzentrieren, und das Licht des Bewusstseins auf das Symbol «**a**» richten. Dann das Licht der Seele auf das Symbol «**F**» richten, die Handlung der Seele auf «**e**» richten. Dann alle Handlungen wahrnehmen als eine Art Sphäre und dadurch sein Bewusstsein, Denken, Seele und seinen Geist entwickeln. Das Element der unendlichen ewigen Entwicklung besteht auch noch darin, dass man sich auch weiterentwickeln kann auf Basis von autonomen Systemen und der eigenen Möglichkeiten.

Kristallsystem – monoklin.

Farbe des Minerals – dunkelgrün, grünlich-schwarz.

Strichfarbe – blasses gelblich-grau.

Opazität – durchsichtig, nicht durchsichtig.

Glanz – gläsern.

Mohshärte – **6**.

Die Mohshärte muss man gedanklich verringern auf **5**.

Bruch – uneben.

Tenazität – brüchig.

Dichte – 3,5–3,6.

Die Dichte muss man gedanklich verringern auf **2**.

Zusätzlich – ein Sammelmineral.

Apophyllit - 5189142187

Morphologie – bipyramidale, isometrische, tafelartige Kristalle;

Chemische Formel – $KCa_4[Si_4O_{10}](F)_2 \times 8H_2O$

Es ist notwendig sich auf den ersten drei Symbolen der chemischen Formel zu konzentrieren, auf „**K**", „**C**" und „**a**".

Kristallsystem – tetragonal

Farbe des Minerals – farblos oder weiß, leicht ins rosa, grün oder gelb gefärbt;

Es ist notwendig sich auf der grünen Farbe des Minerals zu konzentrieren.

Strichfarbe – weiß

Opazität – durchsichtig, durchscheinend;

Glanz – Glasglanz, Perlmutterglanz;

Es ist notwendig sich auf dem Perlmutterglanz des Minerals zu konzentrieren.

Mohshärte – 5

Es ist notwendig die Mohshärte auf **4,8** zu verringern.

Zusatzinformation – Sammelstein

Ein Gedanke ist Schöpfung wenn es durch die Seele angetrieben wird.

Aragonit - 3142172184

Morphologie – kurzprismatische, langprismatische, nadelförmig- pyramidale, lamellare Kristalle, Verwachsungen von nadelförmigen Kristallen;

Chemische Formel – $Ca[CO_3]$, *beinhaltet Einmischungen von* **Sr, Mg, Fe, Zn, Pb.**

Es ist notwendig sich auf dem ersten Symbol der chemischen Formel, sprich auf „C" zu konzentrieren.

Kristallsystem – rhombisch

Farbe des Minerals – farblos, übergehend ins weiß, grau; wegen der Einmischungen – blau, grün, rot, violett; farblos in den inneren Reflexen und in der Durchsicht;

Es ist notwendig sich auf der weißen Farbe des Minerals zu konzentrieren.

Strichfarbe – farblos bis hell-weiß

Opazität – durchsichtig, halb durchsichitg;

Glanz – Glasglanz, Harzglanz;

Es ist notwendig sich auf dem Glasglanz des Minerals zu konzentrieren.

Mohshärte – 3,5–4

Es ist notwendig die Mohshärte gedanklich auf **1,8** zu verringern.

Bruch – nahezu muschelig

Tenazität – spröde

Dichte – 2,947

Es ist notwendig die Dichte (g/cm³) gedanklich auf 1,2 zu verringern.

Zusatzinformation – thermolumineszent; Sammelstein;

Argillit - 5142172184

Hartes Steinartiges Gestein, welches sich durch Verdichtung von Ton bildete. In ihrer Zusammensetzung sind Argillite dem Ton sehr ähnlich, unterschieden sich ihm aber durch ihre Härte und Unauflösbarkeit im Wasser.

Farbe des Minerals – blau-grau, schwarz, Aspiden, hell, weißlich;

Es ist notwendig sich gedanklich auf der weißen Farbe des Minerals zu konzentrieren.

Glanz – Seidenglanz, Harzglanz;

Es ist notwendig sich gedanklich auf dem Seidenglanz des Minerals zu konzentrieren.

Mohshärte – 3,5–4,0

Es ist notwendig die Mohshärte gedanklich auf **3,1** zu verringern.

Dichte – 1,3–2,6

Es ist notwendig die Dichte (g/cm³) gedanklich auf 0,2 zu verringern.

Hauptvorkommen – Haida Gwaii

Zusatzinformation – Talisman-Stein alter indianischer Stämme.

Schnitzeleien auf dem Argillit zählen zu nationaler Kunst kanadischer Indianer des Stammes Haida;

Astrophyllit - 5184172194

Morphologie – unvollständige, lamellare, platte, nadelförmige Kristalle;

Mineralklasse – Silikate

Kristallsystem – triklin

Chemische Formel – $(K,Na)_3(Fe^{2+},Mn)_7Ti_2[Si_4O_{12}]_2[OH,F]_7$

Es ist notwendig sich in der chemischen Formel auf den ersten drei Symbolen, das heißt auf „K", „N", „a" zu konzentrieren.

Farbe des Minerals – Bronzen-gelb, goldgelb, braun, übergehend ins rötliches braun;

Strichfarbe – goldfarben

Opazität – halb durchsichitg, undurchsichtig;

Es ist notwendig sich auf den Merkmal der Halbdurchsichtigkeit des Minerals zu konzentrieren.

Glanz – Fettglanz in der Abscherung, strak glasig mit einem Perlmutter-Schimmer auf den Spaltflächen, metallartig;

Es ist notwendig sich auf dem metallartigen Glanz des Minerals zu konzentrieren.

Mohshärte – 3

Es ist notwendig die Mohshärte gedanklich auf **2,8** zu verringern.

Radioaktivität – 85.22

Zur Neutralisierung der Radioaktivität kann man sich auf den ersten vier Ziffern der Zahlenreihe des Minerals konzentrieren.

Zusatzinformation – Schmuckstein, Dekorationsstein;

Aurichalzit - 5184172194

Morphologie – nadelige, feinnadelige, feine platte, gebündelte, rosettenförmige Kristalle; blättrige, schuppenartige Aggregate; Mineralklasse – Carbonate;
Chemische Formel – $(Zn,Cu)_5[CO_3]_2(OH)_6$

Es ist notwendig sich auf den ersten zwei Symbolen der chemischen Formel zu konzentrieren, das heißt auf „Z", „n".

Kristallsystem – rhombisch

Farbe des Minerals – blass-grün, himmelblau oder grünlich-blau; farblos übergehend in helle blaue oder grüne Töne in den inneren Reflexen und in der Durchsicht;

Strichfarbe – blassblau

Opazität – durchsichtig

Glanz – Perlmutterglanz, Seidenglanz;

Es ist notwendig sich auf dem Perlmutternglanz des Minerals zu konzentrieren.

Mohshärte – 1–2

Es ist notwendig die Mohshärte gedanklich auf 0,8 zu verringern.

Bruch – muschelig, uneben;

Tenazität – spröde

Dichte – 3,64

Es ist notwendig die Dichte (g/cm³) gedanklich auf **2,5** zu verringern.

Afghanit - 3184172148

Morphologie – kurzprismatische, prismatisch-dipyramidale, säulenförmige, spindelförmige Kristalle;

Chemische Formel – $Na_{22}Ca_{10}(Si_{24}Al_{24})O_{96}(SO_4)_6Cl_6$

Es ist notwendig sich auf den ersten zwei Symbolen des Minerals zu konzentrieren, das heißt auf „N" und auf „a".

Farbe des Minerals – hellblau, dunkelblau;

Strichfarbe – weiß

Glanz – Glasglanz

*Mohshärte – **5,5–6***

Es ist notwendig die Mohshärte gedanklich auf **1** zu verringern.

*Radioaktivität – **32.54***

Zur Verringerung der Radioaktivität ist es notwendig sich gedanklich auf den ersten sechs Ziffern der Zahlenreihe des entsprechenden Minerals zu konzentrieren.

Zusatzinformation – Sammelstein

B

Baryt - 8142172184

Morphologie – vielfältige lamellare, tafelige, prismatische, nadelige, gebündelte Kristalle;

Chemische Formel – $BaSO_4$

Es ist notwendig sich auf der gesamten chemischen Formel des Minerals zu konzentrieren.

Kristallsystem – rhombisch

Farbe des Minerals – farblos, weiß, gelb, braun, grau, blau; farblos in den inneren Reflexen und in der Durchsicht;

Es ist notwendig sich auf der weißen Farbe des Minerals zu konzentrieren.

Strichfarbe – weiß

Opazität – durchsichtig, halb durchsichitg, undurchsichtig;

Glanz – Glasglanz, Perlmutterglanz;

Es ist notwendig sich auf dem Perlmutterglanz des Minerals zu konzentrieren.

Mohshärte – 3–3,5

Es ist notwendig die Mohshärte gedanklich auf **2** zu verringern.

Bruch – uneben

Tenazität – spröde

Dichte – 4,5

Es ist notwendig die Dichte (g/cm³) gedanklich auf **1,8** zu verringern.

Magnetismus – diamagnetisch

Zusatzinformation – Baryt hat die Eigenschaft Röntgenstrahlen aufzunehmen; Dank dieser Eigenschaft wird es in der Medizin verwendet; Zierstein;

Bernstein– 5489312964

Fossiles Harz.

Morphologie – massive Aggregate von unregelmäßiger oder tropfenartiger Form, eingefahrener Kiesel, knollenförmige, nierenförmige, runde Ausbildungen.

Chemische Formel – **C,H,O.**

Man muss sich auf der gesamten chemischen Formel konzentrieren.

Kristallsystem – amorph.

Farbe des Minerals – gelb, wachsgelb, honiggelb, weiß, rotbraun, braun.

Selten blau, grün, schwarz.

Strichfarbe – weiß.

Opazität – durchsichtig, durchscheinend, nicht durchsichtig.

Man muss sich auf der Charakteristik – durchscheinend - konzentrieren.

Glanz – fettig, matt, harzig.

Mohshärte – 2–2,5.

Die Mohshärte muss man gedanklich vergrößern auf **3**.
Bruch – muschelig.
*Dichte – **1,00–1,10**.*
Die Dichte muss man gedanklich vergrößern auf **1,2**.
Zusätzlich – ein Zier- und Halbedelstein.
Bei der Wahrnehmung von Bernstein kann man das Element der Erschaffung der Welt sehen, wo die Gefühle geboren werden. Das Gefühl der Liebe kann durch Bernstein beschützt werden auf Ebene der Wechselwirkungen der Information des Bernsteins mit der Information der Welt.

Bordit – 3894917896

Morphologie – offene Sphärolithe, radial-faserige Bündel und verworren faserige Aggregate, bestehend aus den dünnsten fadenförmigen Kristallen.
Chemische Formel – $Ca_5Si_9O_{23} * 9H_2O$.
Man muss sich auf dem ersten Symbol «C» der chemischen Formel konzentrieren.
Kristallsystem – triklin.
Farbe des Minerals – weiß übergehend ins leichte gelb, bläulich-weiß.
Opazität – durchsichtig, halbdurchsichtig.
Glanz – gläsern, perlmuttern.
*Mohshärte – **4,5–5**.*

*Die Mohshärte muss man gedanklich verringern auf **4**.*

Tenazität – biegsame und belastbare Kristalle, aber zerbrechlich.

*Dichte – **2,28–2,33**.*

*Die Dichte muss man gedanklich verringern auf **1,8**.*

Zusatzinformation – ein Sammelmineral.

Bergkristall - 2182143197

Farbloser Quarz

Morphologie – Kristalle; Kristallverwachsungen, Zwillingskristalle, Kristalldrusen, Geoden, kristalline „Bürsten";

Chemische Formel – SiO_2.

Es ist notwendig sich auf der gesamten chemischen Formel zu konzentrieren.

Kristallsystem – trigonal

Farbe des Minerals – farblos

Opazität – durchsichtig

Glanz – Glasglanz

*Mohshärte – **7,0***

Es ist notwendig die Mohshärte gedanklich auf **6** zu verringern.

Bruch – uneben, manchmal muschelig;

*Dichte – **2,6***

Es ist notwendig die Dichte (g/cm³) gedanklich auf **2** zu verringern.

Zusatzinformation – Dekorations-, Sammelstein, wird in der Radiotechnik verwendet; Monokristalle des Bergkristalls werden in Autoklaven gezüchtet;

Bergkiesel - 5172165184

Morphologie – ein zähes festes Aggregat des kryptokristallinen und amorphen Bergkiesels. Man unterscheidet Chalzedonquarz-, Quarz-, Chalzedon- und Opal-Chalzedon-Bergkiesel.
Chemische Formel - SiO_2.
Bei der chemischen Formel muss man sich auf den ersten beiden Symbolen konzentrieren «**S**», «**i**».
Farbe des Minerals – von grau, gelbgrau bis schwarz, weiß hellbraun, dunkelbraun mit verschiedenen Tönungen.
Opazität – nicht durchsichtig.
Glanz – Gläsern.
*Mohshärte – **6–7**.*
Die Mohshärte muss man gedanklich verringern auf **1**.
Bruch – muschelig.
*Dichte – **2,6**.*
Die Dichte muss man gedanklich verringern auf **1,2**.
Zusatzinformation – lässt sich leicht polieren. Ein edler Schmuckstein. Dieses Mineral wurde in der Antike für Funkenbildung und Feuerbildung verwendet. Man muss vom gediegenen Bergstein (Si unterscheiden.

Berggold - 5896412988

Dieses Mineral ist eine natürliche Auflösung Silbers in Gold. Gold war das erste dem Menschen bekannte Metall.

Morphologie – Äderchen, Klumpen, Tannenbaumkristalle; Kristalle, Achtflächner, Rhombendodekaeder, Würfel kommen selten vor;

Chemische Formel – **Au**

Es ist notwendig sich auf zwei Symbolen der chemischen Formel – „**A**", „**u**" zu konzentrieren.

Kristallsystem – kubisch

Farbe des Minerals – vom grellen golden-gelb bis rötlich-golden und blass-gelb; Verändert sich in Abhängigkeit vom Gehalt der Einmischungen;

Es ist notwendig sich auf der rötlich-goldener Farbe zu konzentrieren.

Strichfarbe – glänzendes Gelb

Opazität – undurchsichtig

Glanz – Metallglanz

Mohshärte – **2,5–3**

Es ist notwendig die Mohshärte gedanklich auf **1** zu verringern.

Bruch – gezackt

Tenazität – geschmeidig

Dichte – **15–19,3**

Es ist notwendig die Dichte (g/cm^3) gedanklich auf **20** zu vergrößern.

Zusatzinformation – Gold wird in Schmuckwarenindustrie, in Mikroelektronik, in Stomatologie, in Nuklearindustrie, in Pharmakologie verwendet;

Wenn Sie sich auf dem Gold in physischer Hinsicht konzentrieren, werden Sie sehen können, wie aus der Farbe Information entsteht und dann werden Sie erkennen können, wie aus der Wahrnehmung Information entsteht und das ist der Weg, um über die Wahrnehmung die gesamte Äußere und Innere Welt aufzubauen.

Belomorit - 5184192174

Albit mit einer Irisation, sprich mit einem Farbverlauf, Lichtreflexen in grau-blassblau, blau-blassblau oder blassviolett auf den Sohlflächen.

Chemische Formel – $NaAlSi_3O_8$

Es ist notwendig sich auf der gesamten chemischen Formel zu konzentrieren.

Kristallsystem – triklin

Farbe des Minerals – grünlich, rötlich-weiß, farblos;

Es ist notwendig sich auf der grünen Farbe des Minerals zu konzentrieren.

Strichfarbe – weiß

Opazität – durchsichtig, durchscheinend, matt, undurchsichtig;

Glanz – Glasglanz, Fettglanz;

Es ist notwendig sich auf dem Glasglanz des Minerals zu konzentrieren.

Bruch – muschelig, uneben;

Mohshärte – 6

Es ist notwendig die Mohshärte gedanklich auf **5** zu verringern.

Tenazität – spröde

Dichte – 2,6

Es ist notwendig die Dichte (g/cm³) auf 2,1 zu verringern.

Zusatzinformation – kommt in dem nördlichen Karelien vor;

Die Bewegung des Gedanken befindet sich in Wechselwirkung mit dem Bewusstsein und entfaltet die Seele.

Benitoit - 2184197148

Morphologie – tafelige Kristalle, kleine flache dreieckige gekuppelte Pyramiden;

Chemische Formel – **$BaTiSi_3O_9$**

Die chemische Formel ist so ausgebildet, dass es notwendig ist sich nur auf den letzten Symbolen der chemischen Formel zu konzentrieren, auf „**O**" und dem Index „**9**".

Kristallsystem – hexagonal

Farbe des Minerals – dunkel-blau, blau, weiß übergehend ins farblos, rosa;

Es ist notwendig sich auf der Farbe Blau des Minerals zu

konzentrieren.

Opazität – durchsichtig, halbdurchsichtig;

Glanz – Glasglanz

*Mohshärte – **6–6,5***

Es ist notwendig die Mohshärte auf 5,8 zu verringern.

Bruch – muschelig

*Dichte – **3,65***

Es ist notwendig die Dichte (g/cm³) gedanklich auf 3,1 zu verringern.

Zusatzinformation – durchsichtige Exemplare – Ziersteine;

Beryll - 8194912174

Morphologie – prismatische, nadelförmige, tafelige Kristalle;
Chemische Formel – $Be_3Al_2Si_6O_{18}$

Es ist notwendig sich auf der gesamten chemischen Formel zu konzentrieren und die Symbole nacheinander von links nach rechts zu betrachten.

Kristallsystem – hexagonal

Farbe des Minerals – grün, blau, gelb, weiß, rosa;

Es ist notwendig sich auf der grünen Farbe des Minerals zu konzentrieren.

Strichfarbe – weiß

Opazität – undurchsichtig, durchsichtig;

Glanz – Glasglanz, nahezu Glasglanz, Harzglanz, fett Glanz;

Es ist notwendig sich auf dem Fettglanz des Minerals zu konzentrieren.

*Mohshärte – **7,5–8***

Es ist notwendig die Mohshärte gedanklich auf **6,1** zu verringern.

Bruch – muschelig, uneben;

Tenazität – spröde

*Dichte – **2,63–2,92***

Es ist notwendig die Dichte (g/cm³) in der Bewusstseinshandlung auf der Zahl **2,635** zu fixieren.

Zusatzinformation – Zierstein und Sammelstein;

Die reichsten Vorkommen – Indien, Brasilien, Argentinien, Republik Südafrika, Demokratische Republik Kongo;

Biotit - 5184912174

Ausbildungsform von Glimmer

Morphologie – stengelige, pseudohexagonale, tafelige Kristalle;

Chemische Formel – $K(Mg,Fe^{2+},Mn)_3[(OH,F_2)(Al,Fe^{3+}) \times Si_3O_{10}]$

Es ist notwendig sich bei der chemischen Formel auf den ersten drei Symbolen zu konzentrieren, sprich auf „**K**", „**M**", „**g**".

Kristallsystem – monoklin

Farbe des Minerals – schwarz bis braun oder grünlich-schwarz;

Strichfarbe – weiß

Opazität – undurchsichtig, durchscheinend an den Rändern, in dünnen Plättchen ist es durchscheinend oder durchsichtig, gelegentlich wird Pleochroismus beobachtet;

Glanz – Perlmutterglanz, manchmal mit schwachen metallischen Nuancen;

Es ist notwendig sich auf dem Perlmutterglanz des Minerals zu konzentrieren.

Mohshärte – **2,5–3**

Es ist notwendig die Mohshärte gedanklich auf 2,1 zu verringern.

Tenazität – das Mineral ist elastisch, biegsam, splittert in Blättchen.

Dichte – **2,76–3,0**

Es ist notwendig die Dichte (g/cm³) gedanklich auf **2,65** zu verringern.

Zusatzinformation – ist weit verbreitet, bildet 2,5-3% der Erdkruste; Sammelstein;

Brasilianit - 5184912194

Morphologie – isometrische, prismatische (gestreckt prismatische und flachprismatische), spießförmige, kurzsäulige Kristalle;

Chemische Formel – $NaAl_3(PO_4)_2(OH)_4$

Es ist notwendig sich bei der chemischen Formel auf den ersten fünf Symbolen – „N", „a", „A", „l", dem Index „3" zu konzentrieren.

Farbe des Minerals – weingelb, blasses gelb, gelblich-grün, farblos; verfärbte Abwandlungen sind farblos in den inneren Reflexen und in der Durchsicht;

Strichfarbe – weiß

Opazität – durchsichtig

Glanz – Glasglanz

*Mohshärte – **5,5***

Es ist notwendig die Mohshärte gedanklich auf **2,8** zu verringern.

Bruch – muschelig

Tenazität – spröde

*Dichte – **2.98***

Es ist notwendig die Dichte (g/cm³) gedanklich auf **1,8** zu verringern.

Zusatzinformation – Vorkommen – Brasilien, USA, Kanada;

C

Chiastolit (Kreuzstein) - 5184916147

Eine durchsichtige Ausbildungsform der Kristalle des Andalusits im dessen Querschnitt, nach dem Schleifen deutlich ein dunkles Kreuz zu sehen ist. Eine andere Bezeichnung für Chiastolit ist Maltesit, wegen seiner Ähnlichkeit mit dem Malteser-Kreuz.

Diese Ausrichtung gehört zur Ausbildungsform des Andalusits und ist damit verbunden, dass nach dem Schleifen deutlich ein Kreuz zu sehen ist. Die Steuerung ist im gegebenen Fall so, dass sich die Zahlen, die zum Chiastolit dazu gehören, auf der Linie des Kreuzes anordnen. Und es wird die Entwicklung der Information aus der Überschneidung dieser Zahlen, da wo eine Zahl sich mit einer anderen Zahl aus der anderen Reihe überschneidet, betrachtet. Die Entwicklung der gegebenen Information führt zum Verständnis dessen, wie sich die Information der Realität entwickelt, einschließlich der physischen Realität.

Covellin - 2172143178

Morphologie – dünn-stäbchenförmige Kristalle.
Chemische Formel – **CuS**.
Man muss sich auf der gesamten chemischen Formel konzentrieren.
Kristallsystem – hexagonal.
Farbe des Minerals – indigoblau bis schwarz mit einem schillernden Anlauf, blau, blauschwarz, oft schillernd rosa, tiefrot und kupfergelb in den Reflexionen.
Die Farbe des Minerals muss man gedanklich überführen von indigoblau zu blau.
Strichfarbe – glänzendes metallgrau, übergehend ins schwarz.
Opazität – nicht durchsichtig; in den dünnsten Stücken scheint es mit grüner Farbe durch.
Glanz – halbmetallisch matt.
Mohshärte – ***1,5–2.***

Die Mohshärte muss man gedanklich verringern auf **1**.

Bruch – uneben, gezackt.

Tenazität – biegsam.

*Dichte – **4,6–4,76**.*

Die Dichte muss man gedanklich verringern auf **4**.

Chalcedon – 8916498978

Eine kryptokristalline Variation von Quarz.

Morphologie – Krusten, Sinteraggregate – traubenförmige, nierenförmige, tropfsteinförmig.

Chemische Formel – SiO_2.

Man muss sich auf der gesamten chemischen Formel konzentrieren.

Farbe des Minerals – milchweiß, grau, schwarz, verschiedene Grün-, Gelb-, Hellblau-, Rottöne.

Strichfarbe – weiß.

Opazität – durchscheinend, nicht durchsichtig.

Glanz – wächsern, matt, perlmuttern, stumpf.

Man muss sich auf dem wächsernen Glanz des Minerals konzentrieren.

Mohshärte – **7**.

Die Mohshärte muss man gedanklich vergrößern auf **8**.

Bruch – splitterig, uneben.

*Dichte – **2,57–2,64**.*

Die Dichte muss man gedanklich verringern auf **2,2**.

Zusätzlich – ein verbreiteter Stein, der in der ganzen Welt vorkommt. Ein Schmuck- und Halbedelstein. Wird bei der Präzisengeräteherstellung verwendet, für chemische und pharmazeutische Zwecke (Mörser).

Chalkopyrit – 5196412197

Kupfergelberz.

Morphologie – in Form von unregelmäßig geformten Körnern in festen Massen, kollomorphe Ausbildungen in trauben- und nierenförmigen Formen.

Chemische Formel – $CuFeS_2$

Man muss sich auf der gesamten chemischen Formel konzentrieren.

Kristallsystem – tetragonal.

Farbe des Minerals – messinggelb, oft mit Regenbogenanläufen.

Strichfarbe – grünlich-schwarz.

Opazität – nicht durchsichtig.

Glanz – metallisch.

Mohshärte – **3,5–4.**

Die Mohshärte muss man gedanklich verringern auf **2**.

Bruch – uneben.

Tenazität – brüchig.

Dichte – **4,1–4,3.**

Die Dichte muss man gedanklich verringern auf **2,1**.

Zusatzinformation – eine der wichtigsten Kupferquellen. Ein

Sammelmineral.

Chrysoberyll – 5896412987

Morphologie – dickstäbchenförmige, kurzprismatische Kristalle.

Chemische Formel – **$BeAl_2O_4$.**

Typische Beimischungen – **Fe, Cr, Ti.**

Man muss sich auf der gesamten chemischen Formel konzentrieren.

Kristallsystem – rhombisch.

Farbe des Minerals – Grüntöne, smaragdgrün, grünlich-weiß, gelblich-grün, grünlich-braun, gelb, blau.

Strichfarbe – weiß.

Opazität – durchsichtig, halbdurchsichtig.

Glanz – gläsern.

Mohshärte – **8,5.**

Die Mohshärte muss man gedanklich verringern auf **7**.

Bruch – uneben, muschelig.

Tenazität – brüchig.

Dichte – **3,75.**

Die Dichte muss man gedanklich verringern auf **2**.

Elektrische Eigenschaften des Minerals – die elektrische Leitfähigkeit nimmt mit der Temperatur zu.

Zusätzlich – ein Edelstein.

Chrysokoll – 5812943196

Ein kupferhaltiges Silikat.

Morphologie – kryptokristalline Aggregate, sinter-, nierenförmige- und erdige Massen, Krusten, Beläge.

Chemische Formel – $(Cu_{2-x}Al_x)H_{2-x}Si_2O_5(OH)_4 \cdot nH_2O.$

Bei der chemischen Formel muss man sich auf den ersten drei Symbolen konzentrieren: «**C**», «**u**», Index «**2**».

Kristallsystem – rhombisch.

Farbe des Minerals – grün, hellblau-grün, blau, manchmal schwarzblau oder braun durch Beimischungen.

Strichfarbe – hellgrün.

Opazität – halbdurchsichtig, nicht durchsichtig.

Glanz – gläsern, wächsern, matt.

Mohshärte – **2,5–3,5.**

Die Mohshärte muss man gedanklich verringern auf **2,1**.

Bruch – uneben, nahe dem muscheligen.

Tenazität – sehr brüchig.

Dichte – **1,93–2,4.**

Die Dichte muss man gedanklich verringern auf **0,8**.

Zusätzlich – eine sekundäre Kupferquelle, ein Halbedelstein.

Chrysolith – 5194916198

Eine Variation von Olivin.

Morphologie – in Form von abgeflachten Körnern, manchmal mit kurzprismatischem Aussehen.

Chemische Formel – **(Mg,Fe)$_2$SiO$_4$**.

Man muss sich auf den ersten beiden Symbolen der chemischen Formel konzentrieren: «**M**», «**g**».

Kristallsystem – rhombisch.

Farbe des Minerals – grasgrün, grün mit goldener, brauner Tönung.

Strichfarbe – weiß.

Opazität – durchsichtig.

Glanz – fettig, gläsern.

Mohshärte – **6,5–7**.

Die Mohshärte muss man gedanklich verringern auf **5**.

Bruch – muschelig.

Tenazität – brüchig.

Dichte - **3,3–3,5**.

Die Dichte muss man verringern auf **2**.

Zusatzinformation – ein Edelstein.

Chrysopras – 8975483964

Grüner Chalcedon.

Morphologie - dichte Aggregate in Form von Knollen, Schichten aus Linsen.

chemische Formel – **SiO$_2$**.

Man muss sich auf der gesamten chemischen Formel konzentrieren.

Farbe des Minerals – grün, apfelgrün, grasgrün, smaragdgrün.

Strichfarbe – weiß.

Opazität – durchscheinend, nicht durchsichtig.

Bruch – muschelig.

Glanz – gläsern.

Mohshärte – 7.

Die Mohshärte muss man gedanklich verringern auf **5.**

Dichte – 2,6.

Die Dichte muss man gedanklich erhöhen auf **2,8.**

Zusätzlich – ein Halbedelstein und Schmuckstein.

Chromdiopsid – 8912196478

Grüner Diopsid.

Morphologie – dichte körnige Massen, selten prismatische Kristalle und Aggregate.

Chemische Formel – ($CaMgSi_2O_6$) *enthält bis zu 2%* Cr_2O_3.

Bei der chemischen Formel muss man sich auf den ersten beiden Symbolen «**C**», «**a**» konzentrieren.

Kristallsystem – monoklin.

Farbe des Minerals – grasgrün, flaschengrün.

Strichfarbe – weiß.

Opazität – durchsichtig, durchscheinend, nicht durchsichtig.

Glanz – gläsern.

Mohshärte – **5–6.**

Die Mohshärte muss man gedanklich verringern auf **4.**

Bruch – uneben, muschelig, stufig.

Dichte – **3,3.**

Die Dichte muss man gedanklich verringern auf **2.**

Zusatzinformation – ein Edelstein.

Cacholong – 3182149178

Ein Unedelopal oder Chalcedon weißer Farbe.

Morphologie – kollomorphe traubenförmige, stalaktitische Sinteraggregate.

Chemische Formel – $SiO_2 \cdot nH_2O$.

Man muss sich gedanklich auf den ersten drei Symbolen der chemischen Formel konzentrieren, d.h. «**S**», «**i**», «**O**» und das Licht der Seele richten auf die letzten drei Symbole der chemischen Formel – das sind «**H**», Index «**2**», «**O**». Dadurch ist die Konzentration auf der chemischen Formel gegeben durch das Denken und die direkte Handlung der Seele.

Farbe des Minerals – milchig-weiß, honigweiß (gelblich), manchmal mit gräulicher Farbe.

Man muss sich auf der milchig-weißen Farbe des Minerals konzentrieren.

Strichfarbe – weiß.

Opazität – nicht durchsichtig.

Glanz – wächsern, matt, gläsern.

Man muss sich auf dem wächsernen Glanz des Minerals konzentrieren.

Mohshärte – **5,5–6,5.**

Die Mohshärte muss man gedanklich verringern auf **4.**

Bruch – muschelig, ebenartig.

Tenazität – brüchig.

Dichte – **1,9–2,3.**

Die Dichte muss man gedanklich verringern auf **1.**

Zusatzinformation – ein dekorativer Stein im Schmuckdesign.

Creedit - 5182172148

Morphologie – prismatische Kristalle, nadelige; radialstrahlenförmige Aggregate, Drusen, körnige Massen.

Chemische Formel – $Ca_3Al_2(SO_4)(OH)_2F_8 \cdot 2H_2O.$

Man muss sich auf den ersten beiden Symbolen der chemischen Formel konzentrieren, d.h. auf «**C**», «**a**».

Kristallsystem – monoklin.

Farbe des Minerals – farblos oder weiß, nicht selten mit blaßlila, seltener mit rosa Tönung. Manchmal gefärbt mit Einschlüssen von Eisenoxiden mit bräunlich-gelb oder roter Farbe, und bei einer Beimischung von Nontronit – grünlich.

Strichfarbe – weiß.

Opazität – durchsichtig.

Glanz – gläsern.

Mohshärte – **4.**

Die Mohshärte muss man gedanklich verringern auf **3.**

Bruch – muschelig.

Tenazität – brüchig.

Dichte – **2,713–2,73.**

Die Dichte muss man gedanklich verringern auf **1,2.**

Zusatzinformation – ein edler Zierstein. Ein Sammelmineral.

Cristobalit – 8916489784

Morphologie – in Form von Sphäroliten oder Trauben, pseudokubische Kristalle.

Chemische Formel – SiO_2.

Man muss sich auf der gesamten chemischen Formel konzentrieren.

Kristallsystem – tetragonal.

Farbe des Minerals – blaugrau, braun, grau, gelb oder weiß.

Strichfarbe – weiß.

Man muss sich auf der weißen Farbe des Minerals konzentrieren.

Opazität – durchsichtig.

Glanz – gläsern.

Mohshärte – **6–7.**

Die Mohshärte muss man gedanklich verringern auf **5.**

Tenazität – brüchig.

*Dichte – **2,32–2,36**.*

Die Dichte muss man gedanklich verringern auf **1**.

Zusatzinformation – ein Sammelmineral.

Carrollit – 5894712986

Morphologie – oktaedrische Kristalle, massive Aggregate, körnig.

Klasse – Sulfide.

Chemische Formel – $Cu^{1+}Co_2S_4$

Man muss sich auf der gesamten chemischen Formel konzentrieren.

Kristallsystem – kubisch.

Farbe des Minerals – hellgrau, übergehend ins Stahlgrau, Verfärbungen von kupferrot bis lilagrau.

Opazität – nicht durchsichtig.

Glanz – metallisch.

Mohshärte – **4,5–5,5**.

Die Mohshärte muss man gedanklich verringern auf **3**.

Bruch – uneben, nahe dem muscheligen.

Dichte – **4,5–4,8**.

Die Dichte muss man gedanklich verringern auf **3,1**.

Zusatzinformation – ein Sammelmineral.

Charoit – 5612172978

Gestein mit lila Farbe.

Morphologie – dünnfaserige Aggregate.

Chemische Formel –
$(K,Sr,Ba,Mn)_{15-16}(Ca,Na)_{32}Si_{70}(O,OH)_{180}(OH,F)_4 \cdot nH_2O$

Bei der chemischen Formel muss man sich auf dem ersten Symbol «**K**» konzentrieren.

Kristallsystem – monoklin.

Farbe des Minerals – violett, lila, tiefes flieder.

Man muss sich auf der violetten Farbe des Minerals konzentrieren.

Strichfarbe – weiß.

Opazität – halbdurchsichtig, nicht durchsichtig.

*Mohshärte – **5–6**.*

Die Mohshärte muss man gedanklich vergrößern auf **8**.

*Dichte – **2,54**.*

Die Dichte muss man gedanklich vergrößern auf **2,75**.

*Radioaktivität – **154.18**.*

Zusätzlich – ein Halbedelstein.

Corundum – 5142172194

Morphologie – langprismatische Kristalle, faßförmig.

Chemische Formel – Al_2O_3.

Man muss sich auf der gesamten chemischen Formel

konzentrieren.

Kristallsystem – Trigonal.

Farbe des Minerals – farblos, blau, rot, rosa, gelb, grau, goldbraun.

Strichfarbe (Farbe im Pulver) – weiß.

Opazität – durchsichtig, halbdurchsichtig, nicht durchsichtig.

Glanz – diamanten, gläsern, perlmuttern.

Man muss sich auf dem diamantenen Glanz des Minerals konzentrieren.

*Mohshärte – **9.***

Die Mohshärte muss man gedanklich verringern auf **8**.

Bruch – uneben, muschelig.

Tenazität – brüchig.

*Dichte – **3,98–4,1.***

Die Dichte muss man gedanklich verringern auf **3,1**. Durch das Licht der Seele muss man verringern auf **2**. Dann sich vorstellen, dass Sie dieses Mineral in die rechte Hand nehmen, und sich vorstellen, dass durch die Handlung der Seele, durch das Denken und durch den physischen Körper, d.h. durch Druck mit dem Finger auf das Mineral, Sie das Mineral durchdrücken. Bei der Entwicklung dieses Gedankens für die zukünftigen Elemente der Entwicklung der Menschheit kann man die Perspektive erkennen, dass der Mensch jeden beliebigen harten Stoff durchdrücken kann, also ihn plastisch machen durch seinen Körper. Wenn man den Bereich der Kristallstrukturen betrachtet, ferner den Bereich des Kristallgitters wahrnehmend, kann man durch dieses Prinzip sehen, dass das Kristallgitter sich durch das Denken umwandeln kann. Dann als Folge dessen, wenn man die Handlung bereits auf Makroobjekte überträgt, kann man die Technologie wahrnehmen, wenn der physische Körper fähig ist, in harte Systeme einzudringen.

Der Schöpfer hat die Welt so erschaffen, dass in jedem Punkt der Welt bestimmte gleichwertige Eigenschaften der gegebenen Welt eingelegt sind. Deshalb, wenn der Mensch sich im freien Raum bewegt – kann man das zu einem Bereich der Information zählen, und dieser Bereich kann auch da sein, wo es irgendeine Barriere gibt, z.B. eine Wand oder Tür. Wen man die Eigenschaften der Gleichwertigkeit der Welt benutzt, kann man mit dem physischen Körper durch die Barrieren gehen. Diese Eigenschaft kann man eben durch die Fähigkeit des Vorsprungs in der Informationssteuerung erklären. Statische Objekte im allgemeinen System der Welt haben eine bestimmte, im Vergleich zum Menschen niedrige, Geschwindigkeit der Wechselwirkung auf Ebene der Information mit anderen Systemen der Welt. Man kann die Geschwindigkeit erhöhen durch den Weg des richtigen Systems des Denkens, durch die Handlung der Seele und Entwicklung des Geistes. Auf Ebene des Bewusstseins kann man in den Bereich treten, von dem aus man sieht, dass Objekte, die sich statisch in Form von Gebäuden, irgendwelchen Hindernissen befinden, steuerbar sind und Fortbewegung durch diese Objekte hindurch möglich ist.

Zur Praxis kann man die Fortbewegung des Elements des Bewusstseins im Mineral benutzen.

Zusatzinformation – farbige Variationen des Corundums – Edelsteine. Hochwertige Corundums werden verwendet bei der Fertigung von Präzisionsmechanismen, Lasern und anderen optischen Vorrichtungen.

Carnelian – 8912482497

Eine orange und rote Variation von Chalcedon.

Morphologie – füllt Risse im Gestein, in den Geoden, den Konkretionen, bildet Sintersteine.

Chemische Formel – SiO_2.

Man muss sich auf der gesamten chemischen Formel konzentrieren.

Farbe des Minerals – rot, orange, gelb, orangerot, rosa.

Man muss sich auf der orangen Farbe des Carnelians konzentrieren.

Strichfarbe – weiß.

Opazität – durchscheinend, nicht durchsichtig.

Glanz – wächsern, perlmuttern, stumpf

Mohshärte – 7.

Die Mohshärte muss man gedanklich verringern auf **6.**

Bruch – muschelig

Dichte – 2,59–2,61.

Die Dichte muss man gedanklich verringern auf **1,8.**

Zusatzinformation – ein Zier- und Halbedelstein.

Cyanit – 8194172184

Morphologie – die Kristalle sind länglich, abgeflacht, blattartig, gebogen, prismatisch, stäbchenförmig; die Aggregate sind dicht faserig, radial-strahlenförmig, nadelig; körnige und feste Massen.

Chemische Formel – $Al_2[SiO_4]O$.

Bei der chemischen Formel muss man sich auf den ersten drei Symbolen konzentrieren «**A**», «**l**», Index «**2**».

Kristallsystem – triklin.

Farbe des Minerals – blau, blau-hellblau, hellblau, hellblaugrau, weiß, selten - gelb, grün oder rosa.

Man muss sich auf der blauen Farbe des Minerals konzentrieren.

Strichfarbe – farblos.

Opazität – halbdurchsichtig bis durchsichtig in den dünnen Platten.

Glanz – gläsern, manchmal perlmuttern auf den Spaltflächen.

Man muss sich auf dem gläsernen Glanz des Minerals

konzentrieren.

Mohshärte – 4–4,5.

Die Mohshärte muss man gedanklich verringern auf **3**.

Bruch – uneben, splittrig.

Dichte – 3,53–3,65.

Die Dichte muss man gedanklich verringern auf **2,1**.

Zusatzinformation – dekorativer Zierstein.

Cinnabar – 8142172184

Morphologie – kleine rhomboedrische Kristalle, dickstäbchenförmige.

Chemische Formel – **HgS**.

Bei der chemischen Formel muss man sich auf den ersten beiden Symbolen konzentrieren «**H**», «**g**».

Kristallsystem – trigonal.

Farbe des Minerals – rubinrot, scharlachfarben; durch Beimischungen kann sie sich ändern zu braunrot, schwarzrot, fast schwarz; eine regenbogenfarbige metallische Tönung auf den Kristallflächen ist charakteristisch.

Man muss sich auf der rubinroten Farbe des Minerals konzentrieren.

Strichfarbe – scharlach, himbeerrot; bei fremden Beimischungen rotbraun bis braun oder karottenrot.

Man muss sich auf der himbeerroten Farbe des Minerals

konzentrieren.

Opazität – durchsichtig, halbdurchsichtig.

Glanz – diamanten.

*Mohshärte – **2–2,5**.*

Die Mohshärte muss man gedanklich verringern auf **1**.

Bruch – ähnlich dem muscheligen.

Tenazität – brüchig, kann mit einem Messer geschnitten werden.

*Dichte – **8,176**.*

Die Dichte muss man gedanklich verringern auf **8**.

Zusatzinformation – einer der wichtigsten Rohstoffe für die Herstellung von Quecksilber.

Da dieses Mineral als Rohstoff für die Quecksilberproduktion verwendet wird, muss man auf der Steuerungsebene der Objekte der Außenwelt die Wechselwirkung des Minerals mit dem Quecksilber in einzelnen Bereichen der Information beobachten. Und wenn man diese Wechselwirkung betrachtet, kann man sehen, dass bei bestimmten Informationsverhältnissen des Volumens des Minerals und des Quecksilbers sich die Dichte des Quecksilbers verringert. Auf diese Weise kann man die Methodik der Verringerung der Gravitationskomponente bestimmen. Und dies ist eine bestimmte Technologie für die Erschaffung einer besonderen Art von Motoren, die auf statischen Materialien basieren, die ihre Eigenschaften wechseln können und mit den Schwerkraftgrößen interagieren. Bei der Entwicklung dieser Technologie kann man die Gravitationskonstanten der verschiedenen Planeten und Sterne benutzen, um zuerst kleine Objekte zu bewegen, und dann nach der tieferen Aneignung der Technologie auch um größere Objekte zu bewegen.

Celestin – 8948975498

Morphologie – langprismatische, stäbchenförmige Kristalle.
Chemische Formel – $SrSO_4$.
Man muss sich auf der gesamten chemischen Formel konzentrieren.
Kristallsystem – rhombisch.
Farbe des Minerals – himmelblau, farblos mit hellblauer Tönung, weiß, rötlich, grünlich, bräunlich, grau; farblos oder hell gefärbt in den inneren Reflexionen und in der Durchsicht.
Strichfarbe – weiß.
Opazität – durchsichtig, halbdurchsichtig.
Glanz – gläsern.
Mohshärte – 3–3,5.
Die Mohshärte muss man gedanklich verringern auf **2**.
Bruch –uneben.
Tenazität – brüchig.
*Dichte – **3,96–3,98.***
Die Dichte muss man gedanklich verringern auf **2,1**.
Zusätzlich – der wichtigste Rohstoff für die Herstellung von

Strontium, wird verwendet für die Herstellung eines speziellen Glases, das Röntgenstrahlen zurück hält. Ein Sammelmineral.

Citrin – 5196412184

Ein gelber, goldiger und grünlich-gelber Quarz.

Morphologie – säulenförmige Kristalle.

Chemische Formel – SiO_2.

Man muss sich auf der gesamten chemischen Formel konzentrieren.

Kristallsystem – trigonal.

Farbe des Minerals – goldgelb, zitronengelb, gelb.

Strichfarbe – weiß.

Opazität – durchsichtig, durchscheinend.

Bruch – muschelig.

Glanz – fettig, gläsern.

Man muss sich auf dem gläsernen Glanz des Minerals konzentrieren.

Mohshärte – 7.

Die Mohshärte muss man gedanklich vergrößern auf **8**.

Dichte – 2,6.

Die Dichte muss man gedanklich vergrößern auf **2,9**.

Zusatzinformation – ein Edelstein.

Cordierit - 5182172194

Morphologie – *kurzprismatische Kristalle; feste Massen, abgerundete Körner.*

Chemische Formel – $Mg_2Al_4Si_5O_{18}$.

Man muss sich auf der gesamten chemischen Formel konzentrieren.

Kristallsystem – *rhombisch.*

Farbe des Minerals – *der Cordierit hat Dichorismus (Zweifarbigkeit) – die Eigenschaft des Minerals, die Farbe zu wechseln in Abhängigkeit von der Kristallorientierung. Blau, blaulila, grünlich, gelblich-braun, grau.*

Strichfarbe – *weiß.*

Opazität – *durchsichtig, durchscheinend.*

Man muss sich auf der Charakteristik des Minerals durchsichtig konzentrieren.

Glanz – *gläsern.*

Mohshärte – **7–7,5.**

Man muss sich gedanklich auf der Mohshärte des Minerals **7** konzentrieren, dann die Mohshärte gedanklich überführen zu **6**.

Bruch – *uneben, muschelig.*

Dichte – **2,60-2,66.**

Im Bereich des Denkens muss man sich auf der Dichte konzentrieren, die **2,6** entspricht, dann durch die Handlung des Geistes überführen zu dem Wert **2,2**. Dann durch das Licht der Seele diesen Wert überführen bis **1,8**. Dann versuchen, die Bereiche der Handlung der Gedanken, der Seele und des Geistes zu betrachten im Bereich des Bewusstseins und man kann sehen, wie die Gedanken, die Seele, der Geist und der physische Körper des Menschen das Bewusstsein formen. Man kann die ständige Wechselwirkung der Seele, des Geistes, des Bewusstseins und der Gedanken betrachten und sehen, dass der physische Körper sehr energieintensiv und schnell in der allgemeinen Position der ewigen Entwicklung interagiert. Hier kann man den dynamischen Bereich der Unverwundbarkeit des Menschen in der ewigen Entwicklung sehen. Das Prinzip dieser Unverwundbarkeit gegenüber irgendwelchen äußeren und inneren Systemen besteht darin, dass die Geschwindigkeit der Wechselwirkung der Information, die dem Menschen entspricht, schneller ist als jede andere Geschwindigkeit der Wechselwirkungen in der Welt, weshalb der Mensch immer für sich selbst die Realität bestimmen kann. Wenn der Mensch sich die Aufgabe stellt – die Realität der ewigen Entwicklung und des ewigen Lebens, kann er diese auch bekommen.

Tenazität – brüchig.

Zusatzinformation – Edelstein. Wird als Nachahmung vom Sapphir verwendet.

D

Danburit - 5182142178

Chemische Formel – $CaB_2Si_2O_8$

Kristallsystem – rhombisch

Farbe des Minerals – farblos, weiß, grau, grünlich, rosa, gelb, braun, rötlich-braun;

Es ist notwendig sich auf dem Mineralmerkmal „durchsichtig" zu konzentrieren.

Glanz – Fettglanz, Mattglanz, Glasglanz;

Es ist notwendig sich auf dem Mattglanz des Minerals zu konzentrieren.

Mohshärte – 7–7,5

Es ist notwendig die Mohshärte gedanklich auf **6** zu verringern.

Bruch – uneben, muschelig;

Dichte – 2,93–3,02

Es ist notwendig die Dichte (g/cm³) gedanklich auf **2** zu verringern.

Zusatzinformation – Zier-, Dekorationsstein, Sammelstein.

Lagerstätten des Danburits sind Rohstoffstätten zur Borgewinnung;

Diamant - 3184192184

Das Härteste Mineral.

Morphologie – achtflächige, tetraedrische, würfelförmige Einzelkristalle;

Mineralklasse – Elemente

*Chemische Formel – **C***

Es ist notwendig sich bei der chemischen Formel auf dem Symbol „**C**" zu konzentrieren.

Kristallsystem – kubisch

Farbe des Minerals – farblos, gelblich-braun übergehend ins gelb, braun, schwarz, blau, grün oder rot, rosa, Cognac-braun, blassblau, fliederfarben;

Strichfarbe – besitzt keine, zerkratzt den Teststreifen;

Opazität – durchsichtig, halbdurchsichtig, undurchsichtig;

Es ist notwendig sich auf der Transparenz zu konzentrieren. Sie müssen versuchen die halbdurchsichtige Variante auf der Information mittels der Einführung von den Zahlen 219418 abzublenden.

Glanz – Diamantglanz

*Mohshärte – **10***

Es ist notwendig die Mohshärte auf **9** zu verringern. Vergrößern Sie die Mohshärte Ihres Bewusstseins, die das ewige Leben realisiert, bis zur Unendlichkeit.

Bruch – muschelig

Tenazität – spröde

*Dichte – **3,5–3,52***

Es ist notwendig die Dichte (g/cm^3) gedanklich auf **1,8** zu verringern.

Zusatzinformation – wertvoller Zierstein

Demantoid - 5182143197

Grüne Ausbildungsform des Andradits;

Morphologie – rhombisch dodekaedrische Kristalle;

Chemische Formel – $Ca_3Fe^{3+}_2(SiO_4)_3$

Es ist notwendig sich auf der gesamten chemischen Formel zu konzentrieren.

Kristallsystem – kubisch

Farbe des Minerals – grün, gelb-grün, pistaziengrün;

Es ist notwendig sich auf der grünen Farbe des Minerals zu konzentrieren.

Strichfarbe – weiß

Opazität – durchsichtig

Glanz – Diamantglanz, Glasglanz;

Es ist notwendig sich auf dem Diamantglanz des Minerals zu konzentrieren.

*Mohshärte – **6,5–7***

Es ist notwendig die Mohshärte gedanklich auf **4** zu verringern.

Bruch – splitterig, uneben, muschelig;

*Dichte – **3,8–3,9***

Es ist notwendig die Dichte (g/cm³) gedanklich auf **2** zu verringern.

Zusatzinformation – Zierstein

Diaspor - 5182172196

Morphologie – feinlamellare, tafelige, stengelige, nadelige Kristalle; an den Kanten weist das Mineral eine vertikale Schraffierung auf;

Chemische Formel – **AlO(OH)**

Es ist notwendig sich auf dem ersten Symbol der chemischen Formel zu konzentrieren, auf „**A**".

Kristallsystem – rhombisch

Farbe des Minerals – weiß, gelblich, grünlich, braun, violett, grau;

Es ist notwendig sich auf der grünlichen Farbe des Minerals zu konzentrieren.

Strichfarbe – weiß

Opazität – durchsichtig, durchscheinend;

Glanz – Diamantglanz, Perlmutterglanz, Glasglanz;

Es ist notwendig sich auf dem Perlmutterglanz des Minerals zu konzentrieren.

Mohshärte – **6,5–7**

Es ist notwendig die Mohshärte gedanklich auf **6** zu verringern.

Bruch – uneben, muschelig, eben;

Tenazität – spröde

Dichte – 3,2–3,5

Es ist notwendig die Dichte (g/cm³) gedanklich auf **1** zu verringern.

Zusatzinformation – Zierstein und Sammelstein;

Dickit - 5196418987

Morphologie – pseudohexagonale Kristalle, lamellare Aggregate die an ein Buch erinnern, können massiv sein;
Chemische Formel – $Al_2Si_2O_5(OH)_4$

Es ist notwendig sich auf der gesamten chemischen Formel zu konzentrieren.

Kristallsystem – monoklin

Farbe des Minerals – weiß, oder durch Einmischungen in unterschiedliche Farben heller Töne eingefärbt;

Es ist notwendig sich auf der weißen Farbe des Minerals zu konzentrieren.

Strichfarbe – weiß

Opazität – durchsichtig

Glanz – Seidenglanz

*Mohshärte – **2–2,5***

Es ist notwendig die Mohshärte gedanklich auf **3** zu vergrößern.

Tenazität – biegsam

*Dichte – **2,60***

Es ist notwendig die Dichte (g/cm^3) gedanklich auf **1,8** zu vergrößern.

Zusatzinformation – Sammelstein

Diopsid - 3182149178

Morphologie – lang-, kurzprismatische, tafelige, nadelige Kristalle: körnige, dichte Massen; stengelige, radial-strahlige, schuppige Aggregate;

Chemische Formel – $CaMgSi_2O_6$

Es ist notwendig sich auf der gesamten chemischen Formel zu konzentrieren.

Kristallsystem – monoklin

Farbe des Minerals – hell-grün, übergehend ins dunkelgrün, blau, braun, farblos, schneeweiß, grau;

Es ist notwendig sich auf der hellgrünen Farbe des Minerals zu konzentrieren.

Strichfarbe – weiß

Opazität – durchsichtig bis durchscheinend an den Rändern, undurchsichtig;

Es ist notwendig sich auf dem Mineralmerkmal „durchsichtig" zu konzentrieren.

Glanz – Glasglanz, trüb;

Es ist notwendig sich auf dem Glasglanz des Minerals zu konzentrieren.

*Mohshärte – **5,5–6,5.***

Es ist notwendig die Mohshärte gedanklich auf **4,2** zu vergrößern.

Bruch – uneben, muschelig;

Tenazität – spröde

*Dichte – **3,22–3,38***

Es ist notwendig die Dichte (g/cm³) gedanklich auf **6,8** zu vergrößern.

Zusatzinformation – Zier-, Dekorationsstein. Zierstein-Ausbildungsform ist der grüne Chromdiopsid und der dunkler Diopsid mit Asterismus; Dekorationsstein – blassblauer, blauer, violetter und himbeerroter Violan;

Dioptas - 8192173184

Morphologie – kurzsäulige, lang-, kurzprismatische Kristalle, Drusen, stengelig-strahlige Aggregate, Geoden, Krusten, feinkörnige bis dichte kompakte Massen;

Chemische Formel – $Cu_6[Si_6O_{18}] * 6H_2O$

Es ist notwendig sich bei der chemischen Formel auf den ersten zwei Symbolen der chemischen Formel zu konzentrieren, auf „**C**", „**u**".

Kristallsystem – trigonal

Farbe des Minerals – smaragdgrün, bläulich-grün;

Es ist notwendig sich auf der smaragdgrünen Farbe des Minerals zu konzentrieren.

Strichfarbe – blassblau, hell-bläulich-grün;

Es ist notwendig sich auf der blassblauen Farbe der Strichfarbe zu konzentrieren.

Opazität – durchsichtig, halb durchsichtg;

Es ist notwendig sich auf dem Mineralmerkmal „durchsichtig" zu konzentrieren.

Glanz – Glasglanz

Mohshärte – 5

Es ist notwendig die Mohshärte gedanklich auf **4** zu verringern.

Bruch – stufig-uneben, muschelig;

Tenazität – sehr spröde

Dichte – 3,28 – 3,35

Es ist notwendig die Dichte (g/cm³) gedanklich auf **2** zu verringern.

Zusatzinformation – ist ein seltener Sammelstein;

Dolomit - 5182143187

Morphologie – rhomboedrische, tafelige Kristalle;

Chemische Formel – $CaMg(CO_3)_2$

Es ist notwendig sich auf der gesamten chemischen Formel zu konzentrieren.

Kristallsystem – trigonal

Farbe des Minerals – weiß, gräulich-weiß, grau, rötlich-weiß, bräunlich-weiß, rosa;

Es ist notwendig sich auf der weißen Farbe des Minerals zu konzentrieren.

Strichfarbe – weiß

Opazität – durchsichtig, halb durchsichtg;

Es ist notwendig sich auf dem Mineralmerkmal „durchsichtig" zu konzentrieren.

Glanz – Glasglanz, manchmal mit einem schwachen perlmutternen Verlauf;

Es ist notwendig sich auf dem Glasglanz des Minerals zu konzentrieren.

Mohshärte – 3,5–4

Es ist notwendig die Mohshärte gedanklich auf **2** zu verringern.

Bruch – halbmuschelig

Tenazität – spröde

Dichte – 2,84–2,86

Es ist notwendig die Dichte (g/cm³) gedanklich auf **1,2** zu verringern.

Zusatzinformation – es wird weitgehend im Bau, Metallurgie, chemischen Industrie verwendet; Sammelstein;

Dravit - 5172143198

Eine braune oder schmutzig-gelbe Ausbildungsform des Turmalins;

Morphologie – prismatische mit einem dreieckigen oder hexagonalen Transversalschnitt, langsäulige bis kurzsäulige Kristalle;

Chemische Formel – $NaMg_3Al_6(BO_3)_3Si_6O_{18}(OH)_4$

Es ist notwendig sich bei der chemischen Formel auf den ersten zwei Symbolen, „N", „a" zu konzentrieren.

Kristallsystem – trigonal

Farbe des Minerals – blass-braun, übergehend in dunkelbraun, auch dunkel-gelb;

Strichfarbe – hell-braun, selten weiß;

Opazität – durchsichtig, halb durchisichtig;

Es ist notwendig sich auf dem Mineralmerkmal „durchsichtig" zu konzentrieren.

Glanz – Glasglanz, Harzglanz;

Es ist notwendig sich auf dem Glasglanz des Minerals zu konzentrieren.

Mohshärte – 7

Es ist notwendig die Mohshärte gedanklich auf **6** zu verringern.

Bruch – uneben, muschelig;

Tenazität – spröde

*Dichte – **3,03–3,18***

Es ist notwendig die Dichte (g/cm³) gedanklich auf **2** zu verringern.

Zusatzinformation – Zierstein

Dumortierit - 8172143196

Morphologie – parallel-faserige, radial-strahlige, nadelige Aggregate; dichte Massen; prismatische Kristalle;

Chemische Formel – $(Al,[bOpazität])Al_6BSi_3O_{16}(O,OH)_2$

typisch ist die Beimischung von **Ti, Mg,**

Es ist notwendig sich gedanklich auf den ersten zwei Symbolen der chemischen Formel, auf „A" und „I" zu konzentrieren.

Kristallsystem – rhombisch

Farbe des Minerals – blau, grünlich-blau, violett-blau, blass-blau, rot;

Es ist notwendig sich auf der blauen Farbe des Minerals zu konzentrieren.

Glanz – Glasglanz

Mohshärte – 7

Es ist notwendig die Mohshärte gedanklich auf **6** zu verringern.

Dichte – 3,3–3,4

Es ist notwendig die Dichte (g/cm³) gedanklich auf **2** zu verringern.

Zusatzinformation – Dekorationsstein und Sammelstein, wird bei der Herstellung von hochwertigem Porzellan verwendet;

E

Edelspat – 5482172184

Eine Variation des Didymoliths.

Morphologie – feste körnige Massen, grobkörnige Aggregate, einzelne stäbchenförmige Kristalle oder stäbchenförmig-prismatische.

Chemische Formel – $(Na,Ca)(Si,Al)_4O_8$.

Gedanklich muss man sich auf den ersten beiden Symbolen der chemischen Formel konzentrieren «N», «a». Mit dem Licht der Seele muss man sich auf den folgenden Symbolen konzentrieren «C», «a». Dann muss man die Handlung des Geistes ausführen bezogen auf die zwei Symbole, die die chemische Formel beenden «O» Index «8». Daraus kann man sehen, dass die Handlung des Geistes Sauerstoff erzeugen kann.

Wenn man diese Steuerung in die Struktur der ewigen Entwicklung verbreitet, kann man sehen, dass man durch die Handlung des Geistes auch jede andere Umwelt erschaffen kann, die für den Menschen nötig ist, auch die Vergrößerung beinhaltend, die in der äußeren Wahrnehmung an eine Spreizung des Raums erinnert, unter anderem die Steuerung von allen beliebigen materiellen Systemen der Außenwelt. Wenn man den Geist im System der ewigen Entwicklung entwickelt, und die Entwicklung in die Ewigkeit richtet und dabei das Bewusstsein des physischen Körpers des Menschen mit der Handlung der Seele verbindet, kann man sehen, dass durch eine sehr schnelle Reaktion des Geistes und Entwicklung in bestimmte feine Strukturen der Seele man die für den Menschen notwendigen Systeme der Nahrung erschaffen kann. Der Geist, der die Nahrung erschafft, zeigt, dass bei der ewigen Entwicklung, wenn man die Aufgabe des Erschaffens stellt, der Mensch jede

Realität erschaffen kann, die das ewige Leben des Menschen und die ewige Entwicklung gewährleisten kann.

Die Struktur der ewigen Entwicklung – ist eine spezielle Technologie, die im Zusammenhang damit steht, dass man diese Aufgabe als Ziel stellen muss und dieses realisieren muss. Obwohl das ewige Leben die Anwesenheit der ewigen Entwicklung andeutet, muss man jedoch, wie bei jeder Steuerung, die Aufgabe des ewigen Lebens zusammen mit der Gewährleistung von jedem anderen beliebigen Ziel der Steuerung realisieren. Die Handlung der Realisierung der ewigen Entwicklung selbst gibt uns viele Technologien, die alles Notwendige für das ewige Leben des Menschen in der bereits laufenden Zeit gewährleisten.

Kristallsystem – triklin.

Farbe des Minerals – weiß, dunkelgrau, grau, schwarz, braun, blau, grünlich.

Strichfarbe – weiß.

Opazität – durchsichtig, durchscheinend.

Glanz – perlmuttern, gläsern.

Mohshärte – **6–6,5.**

Die Mohshärte muss man verringern auf 5.

Bruch – uneben, muschelig.

Dichte – **2,7.**

Die Dichte muss man verringern auf **1**.

Zusatzinformation – magmatisches Felsgestein, ein Schmuck- und Halbedelstein. Der Edelspat hat den Effekt der Irisation (ein optischer Effekt, der bei heller Erleuchtung auftaucht, das das innere Schillerleuchten darstellt).

Epidot – 8497412986

Morphologie – langgezogene prismatische Kristalle; körnige, radial-strahlenförmige und parallel-stenglige Aggregate.
Chemische Formel – $Ca_2Fe^{3+}Al_2(Si_2O_7)(SiO_4)O(OH)$.

Bei der chemischen Formel muss man sich auf den ersten beiden Symbolen «**C**», «**a**» konzentrieren.

Kristallsystem – monoklin.

Farbe des Minerals – gelblich-grün, grün, bräunlich-grün, schwarz.

Strichfarbe – farblos.

Opazität – durchsichtig, nicht durchsichtig.

Glanz – gläsern, perlmuttern.

Man muss sich auf dem gläsernen Ganz des Minerals konzentrieren.

*Mohshärte – **6**.*

Die Mohshärte muss man gedanklich erhöhen auf **8**.

Bruch – uneben.

Tenazität – brüchig.

*Dichte – **3,38–3,49**.*

Die Dichte muss man gedanklich vergrößern auf **4,5**.
Zusätzlich – ein Edelstein.

Eudialyt – 4893175948

Morphologie – dichte Ausbildungen, körnige Aggregate und Einsprengungen.

Chemische Formel –
$Na_{15}Ca_6Fe_3Zr_3Si(Si_{25}O_{73})(O,OH,H_2O)_3(Cl,OH)_2$

Bei der chemischen Formel muss man sich auf den ersten beiden Symbolen «**N**», «**a**» konzentrieren.

Kristallsystem – trigonal.

Farbe des Minerals – karminrot, orangerot, orange, rosa, kirschrot, braunrot, gelblich-braun, braun, gelb, violett, sehr selten grün.

Strichfarbe – weiß, übergehend ins blaßrosa.

Opazität – halbdurchsichtig bis fast durchsichtig.

Glanz – gläsern, stumpf.

*Mohshärte – **5–6**.*

Die Mohshärte muss man gedanklich erhöhen auf **7**.

Bruch – uneben.

Tenazität – brüchig.

*Dichte – **2,74–3,1**.*

Die Dichte muss man gedanklich vergrößern auf **3,6**.

*Radioaktivität – **7,287.91**.*

Zusätzlich – ein Halbedelstein.

Euklas – 5196412988

Morphologie – plattenförmige, lang- und kurzprismatische Kristalle; garbenförmige Aggregate, Sphärolithe.

Chemische Formel – **BeAlSiO$_4$(OH).**

Man muss sich auf den ersten vier Symbolen der chemischen Formel konzentrieren: «B», «e», «A», «l».

Kristallsystem – monoklin.

Farbe des Minerals – farblos, weiß, blaßgrün übergehend ins tiefe gelblich-grün, grünlich-blau, blaßblau übergehend ins tiefblau.

Strichfarbe – weiß.

Opazität – durchsichtig, halbdurchsichtig.

Glanz – gläsern.

Mohshärte – 7,5.

Die Mohshärte muss man gedanklich erhöhen auf **8**.

Bruch – muschelig.

Tenazität – brüchig.

Dichte - **2,99–3,1.**

Die Dichte muss man gedanklich erhöhen auf **3,5**.

Zusatzinformation – ein Edelstein.

F

Ferrum - 6485412987

Kommt in der Natur sehr selten in einem freien Zustand vor.

Morphologie – feine Körner, Häutchen, Tannenbaumkristalle, manchmal in Form von Erzklumpen;

Mineralklasse – Erzelemente

Farbe des Minerals – **Fe**"

Es ist notwendig sich auf dem Symbol „**F**" der chemischen Formel zu konzentrieren. Dann legen Sie für ein paar Sekunden eine Pause ein und konzentrieren sich auf den Symbolen „**F**" und „**e**" der chemischen Formel, danach machen Sie noch ein paar Sekunden Pause und konzentrieren sich wieder auf dem Symbol „**F**" der chemischen Formel.

Kristallsystem – kubisch

Farbe des Minerals – Eisen-schwarz

Strichfarbe – grau

Opazität – undurchsichtig

Glanz – metallisch

*Mohshärte – **4,5***

Es ist notwendig die Mohshärte gedanklich auf **3** zu verringern.

Bruch – gezackt

Tenazität – geschmeidig

Dichte – 7,3–7,87

Es ist notwendig die Dichte (g/cm³) gedanklich auf **6** zu verringern.

Zusatzinformation – fast reines Ferrum wurde in dem Mondgrund gefunden, was sowohl mit Meteoritenschauer als auch mit magmatologischen Prozessen in Verbindung gebracht wird; Zwei Meteoriten-Klassen - Stein-Eisen-Meteorit und Eisen-Meteorit enthalten natürliche Eisenlegierungen als eine porenbildende Komponente;

Da Ferrum im Mondgrund gefunden wurde, kann man aus der Sicht der ewigen Entwicklung eine Steuerung bilden und folgende Situation beobachten, dass vieles davon was sich im Hinblick auf die Entwicklung der Zivilisation auf Erde befindet, auch auf anderen Planeten existiert. Jetzt müssen Sie in die Information der ewigen Entwicklung das Prinzip einbetten, welches beinhaltet, dass in jedem beliebigen Punkt des Raum-Zeit-Kontinuums alles für die ewige Entwicklung existiert.

Flourit – 8947912964

Morphologie – Kristalle von kubischem und oktaedrischem Antlitz.

Chemische Formel – **CaF_2.**

Man muss sich auf der gesamten chemischen Formel konzentrieren.

Kristallsystem – kubisch.

Farbe des Minerals – purpur, flieder, goldgelb, grün, farblos, blau, rosa, Champagnerfarben, braun.

Man muss sich auf der blauen Farbe des Minerals konzentrieren.

Strichfarbe – weiß.

Opazität – durchsichtig.

Glanz – gläsern, stumpf.

Man muss sich auf dem gläsernen Glanz des Minerals konzentrieren.

Mohshärte – 4.

Die Mohshärte muss man gedanklich verringern auf 3.

Bruch – eben, nahe dem muscheligen.

Tenazität – brüchig.

Dichte – 3,175–3,56.

Die Dichte muss man gedanklich verringern auf **2,1**.

Zusätzlich – Rohstoff für die Flourherstellung. Ein Edelstein, Halbedelstein, Sammelmineral.

G

Gagat - 5192147185

(schwarzes Jaspis)

Morphologie – homogene, dichte, klemmige Schichten;

Chemische Formel – C

Es ist notwendig sich auf dem Symbol „C" der chemischen

Formel zu konzentrieren.

Kristallsystem – amorph

Farbe des Minerals – pechschwarz, braun;

Es ist notwendig sich auf der braunen Farbe des Minerals zu konzentrieren.

Opazität – undurchsichtig

Glanz – Perlmutterglanz, Seidenglanz;

Es ist notwendig sich auf dem Perlmutterglanz des Minerals zu konzentrieren.

*Mohshärte – **3–4***

Es ist notwendig die Mohshärte gedanklich auf **2,8** zu verringern.

Bruch – muschelig

*Dichte – **1,3–1,35***

Es ist notwendig die Dichte (g/cm³) gedanklich auf **1** zu verringern.

Zusatzinformation – Ausbildungsform der Steinkohle. Dekorationsstein. Vorkommen - England, Deutschland, Frankreich, Ukraine (Krim), Spanien, USA;

Gediegenes Silber – 8942913964

Morphologie – in Form von Draht, Blättern, Traubenformen, Dendriten, kleinen Klumpen mit unregelmäßiger Form..

Klasse – gediegene Elemente.

Chemische Formel – **Ag.**

Man muss sich auf den Symbolen der chemischen Formel konzentrieren.

Kristallsystem – kubisch.

Farbe des Minerals – silberweiß, oft mit gelbem, braunem oder schwarzem Anlauf.

Man muss sich auf der silberweißen Farbe des Minerals konzentrieren.

Strichfarbe – silberweiß, glitzern.

Man muss sich auf der glitzernden Strichfarbe konzentrieren.

Opazität – nicht durchsichtig.

Glanz – metallisch bis matt.

Man muss sich auf dem matten Glanz des Minerals konzentrieren.

Mohshärte – **2,5–3.**

Die Mohshärte muss man gedanklich verringern auf **1.**

Bruch – muschelig.

Tenazität – biegsam, dehnbar.

Dichte – **9,6–12.**

Die Dichte muss man gedanklich verringern auf **1,2.**

Zusätzlich – wird verwendet zur Herstellung elektrotechnischer Produkte, Münzen, in der Schmuckindustrie, wird verwendet in der Fotografie, als Desinfektionsmittel.

Bei der Verwendung der Zahlenreihe, die zum Silber gehört, kann man darauf achten, dass das Silber eine normalisierende

Wirkung hat auf den menschlichen Körper, und diese Verbindung begutachten – wie die Normalisation stattfindet und dadurch denselben Effekt von jedem anderen beliebigen Informationsobjekt in der Umwelt bekommen, und auch im Inneren des Körpers. Dann kann man übergehen zur Betrachtung der Systeme der Normierung der Rationierung der gegenseitigen Informationen eines Elementes im Bezug auf ein anderes Element in Richtung der ewigen Entwicklung und zu dem Schluss kommen, dass es ausreichend ist, ein Bewusstsein zu haben, um für sich das ewige Leben zu gewährleisten. Da das Bewusstsein von Anfang der Geburt an vorhanden ist, ist die Technologie des ewigen Lebens durch den Schöpfer weitergegeben worden. Die Aufgabe besteht nur darin, diese Information weiterzugeben. Das System der Anwendung der Technologie beinhaltet die Entwicklung der Möglichkeiten des Bewusstseins dieser Technologie. Versuchen Sie, durch die Zahlenreihen gleichzeitig die Technologien zu erlernen, die notwendig sind für die ewige Entwicklung von Ihnen und von allen.

Gibsit - 5489712968

Morphologie – sechskantig-lamellare Kristalle in strahligblättrigen Aggregaten in Form von Sphärolithen und nodularsphärolithen Aggregaten;

Mineralklasse – Hydroxide

Chemische Formel – **Al(OH)$_3$**

Es ist notwendig sich auf der gesamten chemischen Formel zu konzentrieren.

Kristallsystem – monoklin

Farbe des Minerals – weiß, grau-weiß, grünlich, rötlich-weiß; rötlich-gelb;

Opazität – durchsichtig

Glanz – Glasglanz, Perlmutterglanz;

Es ist notwendig sich auf dem Perlmutterglanz zu konzentrieren.

*Mohshärte – **2,5–3***

Es ist notwendig die Mohshärte auf **1** zu verringern.

Bruch – muschelig, eben, stufig;

*Dichte – **2,38–2,42***

Es ist notwendig die Dichte (g/cm³) auf **1,2** zu verringern.

Zusatzinformation – Sammelstein

Gediegenes Kupfer – 2196412897

Morphologie – kubische Kristalle, kubisch-oktaedrische, dichte feste Massen, flache und plastische Dendriten, Platten, Schuppen.

Klasse – gediegene Elemente.

Chemische Formel – **Cu,** *Beimischung möglich von* **Fe, Ag, Au, As.**

Bei der chemischen Formel muss man sich konzentrieren auf den Symbolen «C» und «u» der chemischen Formel.

Kristallsystem – kubisch.

Farbe des Minerals – kupferrot, an der Oberfläche übergehend ins schwarz oder grün in den inneren Reflexionen.

Strichfarbe – kupferrot.

Opazität – nicht durchsichtig.

Glanz – metallisch.

Mohshärte – **2,5–3.**

Die Mohshärte muss man gedanklich verringern auf 2.

Bruch – gezackt.

Tenazität – dehnbar.

Dichte – **8,94–8,95.**

Die Dichte muss man gedanklich verringern auf **6,8.**

Zusatzinformation – wird als Kupfererz verwendet.

Goshenit - 3184193184

Farbloser Beryll

Morphologie – prismatische, tafelige, lamellare Kristalle;

Chemische Formel – $Be_3Al_2Si_6O_{18}$

Es ist notwendig sich bei der chemischen Formel auf den ersten sechs Symbolen, dem „B", „e", dem Index „3", „A", „l" und dem Index „2" zu konzentrieren.

Kristallsystem – hexagonal

Farbe des Minerals – farblos

Strichfarbe – weiß

Opazität – durchsichtig

Glanz – Glasglanz

Mohshärte – 7,5–8

Es ist notwendig die Mohshärte gedanklich auf **6** zu verringern.

Bruch – uneben, muschelig;

Dichte – 2,63–2,91

Es ist notwendig die Dichte (g/cm³) gedanklich auf **3,2** zu vergrößern.

Zusatzinformation – hat eine post-magmatologische Herkunft; Zier- und Sammelstein;

Granate - 5184913174

Ist eine umfangreiche Übergruppe des Granats, von sich im Aufbau und Eigenschaften ähnelnden Mineralen;

Morphologie – rhombododekaedrische und trioktaedrische Kristalle;

Chemische Formel – $(Ca,Fe,Mg,Mn)_3(Al,Fe,Cr,Mn)_2(SiO_4)_3$

Es ist notwendig sich bei der chemischen Formel auf den ersten beiden Symbolen, „**C**", „**a**" zu konzentrieren.

Kristallsystem – kubisch

Farbe des Minerals – unterschiedlich bis beliebig, außer der Farbe Blau;

Strichfarbe – durchsichtig oder halb durchsichitg;

Glanz – Glasglanz, Fettglanz bis hin zu Diamantglanz;

Es ist notwendig sich auf dem Diamantglanz des Minerals zu konzentrieren.

*Mohshärte – **6,5–7,5***

Es ist notwendig die Mohshärte gedanklich auf **5** zu verringern.

Bruch uneben bis hin zu halbmuschelig;

Tenazität – spröde

*Dichte – **3,5–4,3***

Es ist notwendig die Dichte (g/cm³) gedanklich auf **3** zu verringern.

Zusatzinformation – durchsichtige Ausbildungsformen (Pyrop, Almandin, Demantoid) gehören zu Edelsteinen; Sammelstein;

Da dieses Mineral zu Edelsteinen gehört und in Schmuck verwendet wird, kann man sich bei diesem Mineral und auch bei anderen Mineralen, die als Schmucksteine verwendet werden, auf bestimmte Minerale auf der physischen Ebene konzentrieren. Das heißt, sich einfach die Minerale anzuschauen und gleichzeitig in den Gedanken, die zu dem Mineral zugehörende Zahlenreihe aussprechen. Sie können die Wechselwirkung der Zahlenreihe mit dem Mineral fühlen und nützliche Steuersysteme erhalten, die aus der gegebenen Wechselwirkung entstehen.

Graphit - 4985618978

Eine der natürlichen kristallinen Formen des Karbons, neben den Mineralen Diamant, Lonsdaleit, Chaoit.;

Morphologie – hexagonale, lamellare Kristalle, durchgehende Massen, blättrige, schuppige und lamellare Aggregate;

Chemische Formel – C

Es ist notwendig sich auf dem Symbol „C" der chemischen Formel zu konzentrieren.

Kristallsystem – hexagonal

Farbe des Minerals – schwarz, stahlgrau;

Es ist notwendig sich auf der stahlgrauen Farbe des Minerals zu konzentrieren.

Strichfarbe – schwarz, stahlgrau;

Es ist notwendig sich auf der stahlgrauen Farbe der Strichfarbe zu konzentrieren.

Opazität – undurchsichtig

Glanz – Mattglanz, Metallglanz, glanzlos;

Es ist notwendig sich auf dem Metallglanz des Minerals zu konzentrieren.

*Mohshärte – **1,5–2***

Es ist notwendig die Mohshärte gedanklich auf **1** zu verringern.

Bruch – körnig, eben, glimmerartig;

Tenazität – biegsam, bei physischer Einwirkung blättert sich Graphit in separate Schüppchen ab; Weich, fühlt sich fettig an, verschmutzt die Hände;

Dichte – **2,09–2,23**

Es ist notwendig die Dichte (g/cm³) gedanklich auf **1,8** zu verringern.

Zusatzinformation – da es sehr gute Leitfähigkeit besitzt, wird Graphit in der Metallurgie, in der Elektronik und auch bei der Erzeugung von synthetischen Diamanten, in der Energetik und in der Herstellung von Bleistiftkernen verwendet;

Grossular - 5183172194

Ausbildungsform des Granats

Morphologie – Kristalle – Dodekaeder, Trapezoeder, Verwachsungszwilling, Durchwachsungen; verformte Körner; massive, dichte Aggregate;

Es ist notwendig sich auf der Morphologie „Dodekaeder" zu konzentrieren.

Chemische Formel – $Ca_3Al_2(SiO_4)_3$

Es ist notwendig sich bei der chemischen Formel auf der gesamten chemischen Formel zu konzernieren.

Kristallsystem – kubisch

Farbe des Minerals – braun, orange, gelb, grünlich, weißlich, farblos;

Es ist notwendig sich auf die grünliche Farbe des Minerals zu konzentrieren.

Strichfarbe – bräunlich-weiß

Opazität – durchsichtig, undurchsichtig;

Es ist notwendig sich auf der grünlichen Farbe des Minerals zu konzentrieren.

Es ist notwendig sich auf dem Mineralmerkmal „durchsichtig" zu konzentrieren.

Glanz – Glasglanz, Harzglanz;

Es ist notwendig sich auf dem Glasglanz des Minerals zu konzentrieren.

Mohshärte – **6,5–7**

Es ist notwendig die Mohshärte gedanklich auf **5** zu verringern.

Bruch – uneben, muschelig;

Tenazität – spröde

Dichte – **3,594**

Es ist notwendig die Dichte (g/cm³) gedanklich auf **1** zu verringern.

Zusatzinformation – Zierstein

Hauptvorkommen – Sri-Lanka, Tansania, Pakistan, Kanada, Sibirien, Brasilien, Mexico, Transvaal;

Glaukonit - 5186482974

Morphologie – separate isometrische Körner, Kugeln, feine Kristallen;

Chemische Formel – **$(K,Na)(Fe^{3+},Al,Mg)_2(Si,Al)_4O_{10}(OH)$**

Es ist notwendig sich bei der chemischen Formel auf dem ersten Symbol „**K**" zu konzentrieren.

Kristallsystem – monoklin

Farbe des Minerals – grün, gelb-grün, blau-grün;

Es ist notwendig sich auf der grünen Farbe des Minerals zu konzentrieren.

Strichfarbe – hell-grün

Opazität – durchsichtig, undurchsichtig;

Glanz – glanzlos

*Mohshärte – **2***

Es ist notwendig die Mohshärte gedanklich auf **1** zu verringern.

*Dichte – **2,40–2,95***

Es ist notwendig die Dichte (g/cm³) gedanklich auf **1,25** zu verringern.

Zusatzinformation – wird zu Verringerung der Wasserhärte, als Düngemittel, Herstellung von grüner Farbe verwendet;

Glaukophan - 5482913196

Morphologie – prismatische Kristalle; stengelige, strahlige, faserige, körnige Aggregate;

Chemische Formel – $Na_2(Mg_3Al_2)Si_8O_{22}(OH)_2$

Es ist notwendig sich bei der chemischen Formel auf den ersten zwei Symbolen, auf „**N**", „**a**" zu konzentrieren.

Kristallsystem – monoklin

Farbe des Minerals – grau, übergehend ins Lavendel-blau;
Es ist notwendig sich auf der Lavendel-blauen Farbe des Minerals zu konzentrieren.

Strichfarbe – blass-grau, übergehend in blassblau-grau;
Es ist notwendig sich auf der blassblau-grauen Farbe der Strichfarbe zu konzentrieren.

Opazität – durchscheinend

Glanz – Glasglanz, Perlmutterglanz;
Es ist notwendig sich auf dem Perlmutterglanz des Minerals zu konzentrieren.

Mohshärte – 5–6
Es ist notwendig die Mohshärte gedanklich auf **8** zu verringern.

Bruch – uneben, muschelig;

Dichte – 3 – 3,15, mittlere – 3,07;
Es ist notwendig die Dichte (g/cm³) gedanklich auf **4,2** zu vergrößern.

Zusatzinformation – Sammelstein

Godovikovit - 5196847968

Morphologie – kreidenartige, dichte oder poröse Aggregate;
Mineralklasse – Sulfate
Chemische Formel – $(NH_4)Al(SO_4)_2$
Es ist notwendig sich auf der gesamten chemischen Formel zu konzentrieren.

Kristallsystem – hexagonal

Farbe des Minerals – weiß, gelb;

Opazität – undurchsichtig

Glanz – Mattglanz

Mohshärte – 2

Es ist notwendig die Mohshärte gedanklich auf **1** zu verringern.

*Dichte – **2,53***

Es ist notwendig die Dichte (g/cm³) gedanklich auf **1,2** zu verringern.

Zusatzinformation – Sammelstein

Göthit - 5182173194

(nadeliges Eisenerz)

Morphologie – prismatische, nadelige Kristalle;

Chemische Formel – **FeO(OH)**

Es ist notwendig sich auf der gesamten chemischen Formel zu konzentrieren.

Kristallsystem – rhombisch

Farbe des Minerals – schwarz-braun, hellgelb;

Strichfarbe – braun, gelb-braun;

Opazität – durchscheinend, undurchsichtig;

Es ist notwendig sich auf dem Mineralmerkmal durchscheinend zu konzentrieren.

Glanz – Diamantglanz

Mohshärte – 5–5,5

Bruch – riefig

Tenazität – spröde

Dichte – 3,3–4,3

Zusatzinformation – hauptvorkommen – USA, Mexiko, England; Bemerkenswert – Göthit wurde auf der Marsoberfläche gefunden; Anwendung/Verwendung – Eisenerz;

Ausgehend aus der Information, dass Göthit auf der Marsoberfläche gefunden wurde, müssen Sie sich vorstellen, dass das gegebene Mineral auch auf der Oberfläche der Venus existiert.

Haliotis – 8974912986

Ein organisches Material. Die Muschel von Meerschnecken, die zur Gattung Haliotis gehören.

Chemische Formel – $CaCO_3$.

Man muss sich auf der gesamten chemischen Formel konzentrieren.

Farbe des Minerals – schwarz, weiß, grün, rot, rosa, fleckig, fadenförmig.

Opazität – nicht durchsichtig.

Glanz – perlmuttern.

Mohshärte – 5,0–6,0.

Die Mohshärte muss man gedanklich verringern auf **4**.

Tenazität – fest aber biegsam.

*Dichte – **2,7**.*

Die Dichte muss man gedanklich verringern auf **1**.

Zusätzlich – ein Halbedelstein.

Heliodor - 5172182198

Morphologie – prismatische Kristalle

Chemische Formel – $Be_3Al_2Si_6O_{18}$

Es ist notwendig sich bei der chemischen Formel auf den ersten zwei Symbolen, auf „**B**", „**e**" zu konzentrieren.

Kristallsystem – hexagonal

Farbe des Minerals – goldgelb, grünlich-gelb, gelb;

Strichfarbe – weiß

Opazität – durchsichtig

Glanz – Glasglanz

*Mohshärte – **7,5–8***

Es ist notwendig die Mohshärte gedanklich auf **6** zu verringern.

Bruch – uneben, muschelig,

*Dichte – **2,8***

Es ist notwendig die Dichte (g/cm³) gedanklich auf **2** zu verringern.

Zusatzinformation – goldfarbene Ausbildungsform des Berylls; Die Färbung ist durch die Beimischung der Ionen Fe^{3+} *bedingt.*

Zierstein;

Heliotrop - 5182143196

Chemische Formel – SiO_2.

Es ist notwendig sich auf allen Symbolen der chemischen Formel zu konzentrieren.

Kristallsystem – kryptokristallinisches Aggregat

Farbe des Minerals – dunkelgrün mit grellen roten Punkten oder Flecken durch Einsprengsel von feindispers-Hämatit;

Es ist notwendig sich auf der dunkelgrünen Farbe des Minerals zu konzentrieren.

Strichfarbe – weiß

Opazität – undurchsichtig

Glanz – Glasglanz, Mattglanz;

Mohshärte – **6,5–7**

Es ist notwendig die Mohshärte gedanklich auf **5** zu verringern.

Bruch – uneben

Dichte – **2,58–2,64**

Es ist notwendig die Dichte (g/cm³) gedanklich auf **1** zu verringern.

Zusatzinformation – Ausbildungsform des Chalzedons oder des Jaspis mit roten Flecken auf grünem Hintergrund. Zier-, Dekorationsstein. Sammelstein. Vorkommen in Indien, Australien, Brasilien, Russland (Uralgebirge), USA (Kalifornien, Wyoming), Ägypten, China, Usbekistan (Buxoro);

Hypostilbit – 8967412987

Chemische Formel – $Na_9(Si_{27}Al_9)O_{72} * 28H_2O$.

Bei der chemischen Formel muss man sich auf den ersten beiden Symbolen konzentrieren «**N**», «**a**».

Kristallsystem – monoklin.

Farbe des Minerals – weiß, farblos, rot, rosa, hellgelb, hellbraun übergehend ins dunkelbraun, creme.

Man muss sich auf der rosa Farbe des Minerals konzentrieren.

Strichfarbe – weiß.

Opazität – durchsichtig, halbdurchsichtig.

Glanz – gläsern, perlmuttern.

Mohshärte – 3,5–4.

Die Mohshärte muss man gedanklich vergrößern auf **4,5**.

Bruch – uneben-gestuft, muschelig.

Tenazität – brüchig.

Dichte – 2,1–2,2.

Die Dichte muss man gedanklich vergrößern auf **2,3**.

Zusätzlich – ein Sammelmineral.

Hämatit – 3182143198

Morphologie – abgeflachte, lamellare Kristallverwachsungen, haben manchmal die Form der sogenannten „Eisenrose", massive, körnige, feinkörnige Aggregate, feinfaserige Sphärolithe;

Chemische Formel – **Fe₂O₃**

Es ist notwendig sich auf allen Symbolen der chemischen Formel zu konzentrieren.

Kristallsystem – trigonal

Farbe des Minerals – stahlgrau, übergehend ins schwarz in Kristallen und massiven Aggregaten; matt übergehend ins grelles rot in den inneren Reflexen und in den dispersen Massen;

Strichfarbe – rötlich-braun

Opazität – undurchsichtig

Glanz – metallisch, halbmetallisch, glanzlos, matt;

Es ist notwendig sich auf dem Metallglanz des Minerals zu konzentrieren.

Mohshärte – **5–6**

Es ist notwendig die Mohshärte gedanklich auf **1** zu verringern.

Bruch – uneben, nahezu muschelig;

Tenazität – spröde

Dichte – **5,26**

Es ist notwendig die Dichte (g/cm³) gedanklich auf **5** zu verringern.

Zusatzinformation – Zierstein

Hessit - 5482916978

Seltenes Mineral – Silbertellurid

Morphologie – feine kubische Kristalle; massive, dichte, feinkörnige Aggregate, die häufig Einsprengsel von Gold beinhalten;

Chemische Formel – Ag_2Te

Kristallsystem – monoklin

Farbe des Minerals – grau, bleigrau, stahlgrau;

Strichfarbe – schwarz

Glanz – metallisch

Mohshärte – 2–3

Es ist notwendig die Mohshärte gedanklich auf **1** zu verringern.

Bruch – uneben

Dichte – 7,2–7,9

Es ist notwendig die Dichte (g/cm³) gedanklich auf **6** zu verringern.

Zusatzinformation – Hessit kommt in Lagerstätten mit Gold-, Gold-Silber-, Blei-Zink-, Kupfer-Molybdänvorkommnissen vor. Sammelstein;

Hessonit - 3182142184

Chemische Formel – $Ca_2AlFe(SiO_4)_3$

Es ist notwendig sich gedanklich auf der gesamten chemischen Formel zu konzentrieren.

Farbe des Minerals – *orange, purpurrot, honiggelb, violett;*
Es ist notwendig sich auf der violetten Farbe des Minerals zu konzentrieren, wobei die Konzentration mittels einer seelischen Handlung erfolgen muss. Das Licht der Seele sollte auf die violette Farbe des Minerals gerichtet werden.
Opazität – *durchsichtig, halbdurchsichtig;*
Glanz – *Harzglanz, Glasglanz;*
Es ist notwendig sich auf dem Harzglanz des Minerals zu konzentrieren.
Mohshärte – **7,0–7,5**
Es ist notwendig die Mohshärte gedanklich auf **6** zu verringern.
Dichte – **6,5–8,0**
Es ist notwendig die Dichte (g/cm³) gedanklich auf **8,9** zu vergrößern.
Zusatzinformation – orangefarbener Grossular. Ausbildungsform des Granats; Vorkommen – *Russland, Deutschland, Italien, Indien, Sri-Lanka;*
Sie müssen sich vorstellen, dass das Mineral auch in Australien vorkommt.

Haarstein - 3184198175

(Quarz- Haarstein, Venushaare, Liebespfeile) Ausbildungsform des Quarzes. Ausbildungsform der Kieselerde oder des Bergkristalls mit sehr feinen nadeligen oder haarfeinen

Einschlüssen unterschiedlicher Mineralen;

Morphologie – Kristalle in Form hexaedrischen Prismen;

Chemische Formel – **SiO$_2$**.

Es ist notwendig sich auf der gesamten chemischen Formel von links nach rechts zu konzentrieren.

Kristallsystem – triklin

Farbe des Minerals – im Inneren eines durchsichtigen farblosen Quarzes bilden sich wegen unterschiedlichen Mineralen wie – Rutil (goldfarbige oder rötliche), schwarzer Turmalin oder Göthit - Schörlach (schwarze), Aktinolith (grüne Streifen), Hornblende und andere Mineralien, Einschlüsse;

Glanz – Glasglanz

Mohshärte – 7

Es ist notwendig die Mohshärte gedanklich auf **6** zu verringern.

*Dichte – **2,6***

Es ist notwendig die Dichte (g/cm³) gedanklich auf **1,2** zu verringern.

Zusatzinformation – Zierstein und Sammelstein;

Hyalit - 5147182197

(Ausbildungsform des Opals)

Morphologie – in Form von Krusten, Kugelförmige Ausbildungen und Sphärolithe, traubige Aggregate, feine stalaktitartige Formationen;

Chemische Formel – $SiO_2 \times nH_2O$

Es ist notwendig sich auf den ersten frei Symbolen der chemischen Formel zu konzentrieren, auf „**S**", „**i**", „**O**".

Farbe des Minerals – farblos und durchsichtig, ähnelt Glas, Wassertropfen, hat blassblaue, gelbliche Töne;

Strichfarbe – weiß

Opazität – von durchsichtig bis durchscheinend;

Es ist notwendig sich auf dem Mineralmerkmal „durchsichtig" zu konzentrieren.

Glanz – Glasglanz

*Mohshärte – **5–6***

Es ist notwendig die Mohshärte gedanklich auf **1** zu verringern.

Bruch – muschelig

Tenazität – spröde

*Dichte – **2,1***

Es ist notwendig die Dichte (g/cm³) gedanklich auf **1,2** zu verringern.

Zusatzinformation – Sammelstein. Lagert sich in heißen Wasserlösungen und Geysiren ab; Kommt überwiegend in Hohlräumen von vulkanischem Gestein vor;

Hyacinth - 3182142178

Seltene durchsichtige Ausbildungsform des Zirkons.

Morphologie – kurzsäulige, isometrische, dipyramidale –

tetragonale Prismen, tetragonale Dipyramiden;

Chemische Formel – **ZrSiO₄**

Es ist notwendig sich auf der gesamten chemischen Formel zu konzentrieren.

Kristallsystem – tetragonal

Farbe des Minerals – rosa, orange, rot, rot-braun; selten blassblau, grün;

Es ist notwendig sich auf der Farbe rosa des Minerals zu konzentrieren.

Strichfarbe – weiß

Opazität – durchsichtig, halb durchsichitg, undurchsichtig;

Es ist notwendig sich auf dem Mineralmerkmal „durchsichtig" zu konzentrieren.

Glanz – Diamantglanz, Glasglanz, Fettglanz;

Es ist notwendig sich auf dem Glasglanz des Minerals zu konzentrieren.

Mohshärte – **7,5**

Es ist notwendig die Mohshärte gedanklich auf **6,8** zu verringern.

Bruch – muschelig

Tenazität – spröde

Dichte – **4,6–4,7**

Es ist notwendig die Dichte (g/cm³) gedanklich auf **4** zu verringern.

Radioaktivität – **3,773.15**

Zur Verringerung der Radioaktivität müssen Sie sich auf der Zahl der Radioaktivität konzentrieren, ungefähr in der Mitte der Zahlenreihe, im gegebenen Fall sind es die Zahlen 7 und 3. Dann, nach dieser Konzentration, müssen Sie sich auf der Zahlenreihe konzentrieren die dem gegebenen Mineral entspricht. Danach müssen Sie zwei Konzentrationen durchführen – auf der Zahlenreihe des Minerals und auf der Zahl der Radioaktivität – dabei müssen Sie zwei Sphären für sich ausmachen und sich vorstellen wie diese Sphären sich gegenseitig in Bewegung ausreichend oft überschneiden. Je größer die Zahl der Überschneidungen, desto geringer ist die Radioaktivität.

Zusatzinformation – wertvoller Zierstein

Hauptvorkommen – Thailand, Vietnam, Sri-Lanka, Indien, Kambodscha, Südafrika, Brasilien, USA, Frankreich, Madagaskar; In Russland – Jakutien, im mittleren Uralgebirge;

Hiddenit - 3184172184

Morphologie – Kristalle

Chemische Formel – **$LiAlSi_2O_6$**

Es ist notwendig sich auf den ersten vier Symbolen der chemischen Formel zu konzentrieren, auf „L", „i", „A", „l".

Kristallsystem – monoklin

Farbe des Minerals – gelblich-grün, grün oder smaragdgrün;

Es ist notwendig sich auf der grünen Farbe des Minerals zu konzentrieren.

Strichfarbe – weiß

Opazität – durchsichtig

Glanz – Glasglanz

*Mohshärte – **6,5–7***

Es ist notwendig die Mohshärte gedanklich auf **5** zu verringern.

Tenazität – spröde

*Dichte – **3,1–3,2***

Es ist notwendig die Dichte (g/cm³) gedanklich auf **2,8** zu verringern.

Zusatzinformation – durchsichtiges Spodumen; Wertvoller Zierstein. Sammelstein;

Hydroglossular - 5182142174

Morphologie – in Form von massiven feinkristallinen und dichten Derbaggregaten;

Chemische Formel - $Ca_3Al_2[SiO_4]_{3-x}(OH)_{4-x}$

Es ist notwendig sich gedanklich auf den ersten drei Symbolen der chemischen Formel zu konzentrieren, auf „C", „a" und dem Index „3".

Kristallsystem – kubisch

Farbe des Minerals – grün, blassblau-grün, rosa, weiß, grau;

Es ist notwendig sich auf der grünen Farbe des Minerals zu

konzentrieren.

Opazität – halbdurchsichtig, durchscheinend;

Es ist notwendig sich auf dem Mineralmerkmal „halb durchsichtig" zu konzentrieren und dieses Merkmal gedanklich in „durchsichtig" umzuwandeln.

Glanz – Glasglanz

*Mohshärte – **6–6,5***

Es ist notwendig die Mohshärte gedanklich auf **5** zu verringern.

Bruch – uneben

*Dichte – **3,13–3,35***

Es ist notwendig die Dichte (g/cm³) gedanklich auf **2** zu verringern.

Zusatzinformation – massiver undurchsichtiger oder halbdurchsichtiger Grossular – Zier-, Dekorationsstein;

Hydrozinkit - 987412965

Morphologie – nadelige Kristalle, faserige, zapfenförmige Aggregate;

Chemische Formel – $Zn_5(CO_3)_2(OH)_6$

Es ist notwendig sich auf dem ersten und zweiten Symbol der chemischen Formel zu konzentrieren, sprich auf „Z", „n". Danach müssen Sie eine Pause einlegen und sich nur auf dem Symbol „Z" konzentrieren.

Kristallsystem – monoklin

Farbe des Minerals – weiß übergehend in grau, gefleckt, blass-rosa, blass-gelb, braun; farblos in den inneren Reflexen und in der Durchsicht;

Es ist notwendig sich auf der weißen Farbe des Minerals zu konzentrieren.

Strichfarbe – weiß

Opazität – durchsichtig, halb durchsichitg;

Glanz – Seidenglanz, Perlmutterglanz, glanzlos, matt;

Es ist notwendig sich auf dem Perlmutterglanz des Minerals zu konzentrieren.

Mohshärte – 2–2,5

Es ist notwendig die Mohshärte gedanklich auf **1** zu verringern.

Bruch – uneben

Tenazität – sehr spröde

Dichte – 3,5–4

Es ist notwendig die Dichte (g/cm³) gedanklich auf **2,8** zu verringern.

Zusatzinformation – Sammelstein

Howlith - 5172182194

Morphologie – kryptokristallinische Massen, feine Kristalle;

Chemische Formel – $Ca_2B_5SiO_9(OH)_5$

Es ist notwendig sich auf den ersten zwei Symbolen der chemischen Formel zu konzentrieren, auf „**C**", „**a**".

Kristallsystem – monoklin

Farbe des Minerals – weiß, grau mit braunen und schwarzen Adern;

Strichfarbe – weiß

Opazität – undurchsichtig

Glanz – Mattglanz, nahezu Glasglanz;

Es ist notwendig sich auf dem Mattglanz des Minerals zu konzentrieren.

Mohshärte – 3,5

Es ist notwendig die Mohshärte gedanklich auf **3,6** zu vergrößern.

Dichte – 2,5–2,6

Es ist notwendig die Dichte (g/cm³) gedanklich auf **2** zu verkleinern.

Zusatzinformation – Sammelstein. Gefärbter Howlith wird als Imitation von Türkis oder Koralle verwendet;

Hollandit - 59864129874

Morphologie – kurzprismatische Kristalle, botrytische und stengelige Aggregate;

Chemische Formel – **$(Ba,K,Ca,Sr)(Mn^{4+},Mn^{3+},Ti,Fe^{3+})_8O_{16}$**

Es ist notwendig sich bei der chemischen Formel auf den ersten beiden Symbolen, „**B**", „**a**" zu konzentrieren.

Kristallsystem – monoklin

Farbe des Minerals – Silber-grau, übergehend in gräulich-schwarz, schwarz;

Es ist notwendig sich auf der silbernen Farbe des Minerals zu konzentrieren.

Strichfarbe – schwarz

Opazität – undurchsichtig

Glanz – metallisch

*Mohshärte – **4–6***

Es ist notwendig die Mohshärte gedanklich auf **7** zu erhöhen.

Tenazität – spröde

*Dichte – **4,95***

Es ist notwendig die Dichte (g/cm³) gedanklich auf **3** zu verringern.

Zusatzinformation – Sammelstein

Humit - 5148916487

Morphologie – isometrische, dicktatelige, abgeflachte Kristalle; körnige Aggregate;

Mineralklasse – Silikate

Chemische Formel – $Mg_7(SiO_4)_3(F,OH)_2$

Es ist notwendig sich bei der chemischen Formel auf den ersten drei Symbolen, „M", „g" und dem Index „7" zu konzentrieren.

Kristallsystem – rhombisch

Farbe des Minerals – weiß, gelb, dunkelorange, braun;

Es ist notwendig sich auf der weißen Farbe des Minerals zu konzentrieren.

Strichfarbe – weiß

Opazität – durchsichtig, durchscheinend;

Glanz – Glasglanz

Mohshärte – 6

Es ist notwendig die Mohshärte gedanklich auf **5** zu verringern.

Bruch – uneben, muschelig;

Dichte – 3,20-3,32

Es ist notwendig die Dichte (g/cm³) gedanklich auf **2** zu verringern.

Zusatzinformation – Sammelstein

Ilmenit - 3182174198

Morphologie – dicktatelige, rhomboedrische Kristalle;

Chemische Formel – $Fe^{2+}Ti^{4+}O_3$

Es ist notwendig sich bei der chemischen Formel auf den ersten zwei Symbolen der chemischen Formel zu konzentrieren, auf „F" und „e".

Kristallsystem – trigonal

Farbe des Minerals – Eisen-schwarz oder schwarz;

Strichfarbe – schwarz, übergehend ins rötlich-braun;

Opazität – undurchsichtig

Glanz – metallisch, halbmetallisch;

*Mohshärte – **5–6***

Es ist notwendig die Mohshärte gedanklich auf **1** zu verringern.

Bruch – muschelig, nahezu muschelig;

Tenazität – spröde

*Dichte – **4,68–4,76***

Es ist notwendig die Dichte (g/cm³) gedanklich auf **3** zu verringern.

Zusatzinformation – Quelle zur Gewinnung von Ferrotitan und Titanlegierungen;

Indigolith - 3182172149

Blauer Turmalin

Morphologie – in Form von separaten prismatischen Kristallen;

Chemische Formel – $Na(Al_{1,5}Li_{1,5})Al_6(BO_3)_3Si_6O_{18}(OH)_4$

Es ist notwendig sich bei der chemischen Formel auf den ersten zwei Symbolen, „N", **a**" zu konzentrieren.

Kristallsystem – trigonal

Farbe des Minerals – blassblau, Türkis, blau. In unterschiedlichen Richtungen erschienen die Farbtöne und Intensität ihrer Färbungen unterschiedlich, von blassem blassblau bis hinzu grellem blau; darin kann ein türkiser Farbton aufkommen und wieder verschwinden;

Es ist notwendig sich auf der türkisen Farbe des Minerals zu konzentrieren.

Strichfarbe – weiß

Opazität – durchsichtig, durchscheinend;

Es ist notwendig sich auf das Mineralmerkmal „durchsichtig" zu konzentrieren.

Glanz – Harzglanz, Glasglanz;

Mohshärte – 7,5

Es ist notwendig die Mohshärte gedanklich auf **6** zu verringern.

Bruch – uneben, muschelig;

Dichte – 2,9–3,1

Es ist notwendig die Dichte (g/cm³) gedanklich auf **1** zu verringern.

Zusatzinformation – Zierstein

Islandspat – 5186412197

Morphologie – durchsichtige grobkristalline Art des Kalkspats.

Chemische Formel – $CaCO_3$

Man muss sich auf den ersten beiden Symbolen der chemischen Formel konzentrieren, d.h. auf «**C**», «**a**».

Kristallsystem – trigonal.

Farbe des Minerals – farblos, manchmal hellblau, rosa, gelb oder andere Farben.

Strichfarbe – weiß.

Opazität – durchsichtig.

Glanz – gläsern.

*Mohshärte – **3**.*

Es ist notwendig die Mohshärte gedanklich auf **2** zu verringern.

Bruch – muschelig.

*Dichte – **2,6–2,8**.*

Es ist notwendig, die Dichte gedanklich auf **2,1** zu verringern.

Zusatzinformation – weist eine hohe doppelte Lichtbrechung auf. Wird in der optischen Industrie verwendet.

Wenn man die Eigenschaft der hohen doppelten Lichtbrechung durch sein Bewusstsein untersucht, kann man entdecken, dass durch den Durchgang des Lichts durch das Mineral man die äußere physische Realität besser steuern kann. Das Prinzip der Steuerung liegt hier darin, dass das Licht als Element der Information in Wechselwirkung mit allen Elementen der Welt ist, die ebenso das Licht auf Ebene der Information ausstrahlen. Und wenn durch eine bestimmte optische Struktur der Minerale das Licht durchgeht, dann kann diese Wechselwirkung so sein, dass das Mineral Einfluss haben kann auf die äußere Realität aus Sicht der Normalisierung in Richtung der ewigen Entwicklung, da die harte Kristallstruktur des Minerals es ermöglicht, eine genauso harte und standfeste Information in die Umgebung zu reflektieren. Ein solches von mir erforschtes Prinzip der Wechselwirkung des Lichts, das durch den Kristall hindurch geht, der die Situation in der ganzen Welt normiert, ist von mir patentiert in Form von meinen Erfindungen. In den Patenten ist ebenso die Möglichkeit der Ausstrahlung des Gedankens und das Erzeugen eines Biosignals beschrieben, das die gerichteten Handlungen der Kristallsysteme für die Normalisierung der Situation in jeden Punkt von Raum-Zeit und in jeder Umgebung verstärkt.

J

Jadeit - 5172182196

Morphologie – dichte, kryptokristalline, körnige Massen; nadelige Aggregate;

Chemische Formel – $NaAlSi_2O_6$

Es ist notwendig sich bei der chemischen Formel auf den ersten vier Symbolen – „N", „a", „A", „l" zu konzentrieren.

Kristallsystem – monoklin

Farbe des Minerals – apfelgrün, grünlich-weiß, gelb, bräunlich-gelb, scharlachen-blau, bläulich-grün;

Es ist notwendig sich auf der apfelgrünen Farbe des Minerals zu konzentrieren und diese Farbe gedanklich in dunkelgrün zu umwandeln.

Strichfarbe – weiß

Glanz – auf einem frischen Bruch, trüb, matt bis fettig, auf einer polierten Oberfläche – fettig manchmal mit einem perlmutternen Verlauf;

Mohshärte – 6

Es ist notwendig die Mohshärte gedanklich auf **5** zu verringern.

Dichte – 3,25–3,35

Es ist notwendig die Dichte (g/cm³) gedanklich auf **2,8** zu verringern.

Zusatzinformation – Dekorationsstein

Jaspis – 5182172194

Eine buntgemusterte, nicht durchsichtige Variation von Chalcedon.

Klasse – Silikate.

Chemische Formel – **SiO_2**- *bis 95%,* **Al_2O_3**, **Fe_2O_3** *bis 15%,* **CaO** *–bis 5%.*

Bei der chemischen Formel muss man sich auf den ersten beiden Symbolen konzentrieren: «S», «i».

Farbe des Minerals – schwarz, weiß, verschiedene Töne aller Regenbogenfarben.

Opazität – nicht durchsichtig.

Glanz – von gläsern bis wächsern, seidig.

Kristallsystem – triklin.

Mohshärte – 6,5–7.

Die Mohshärte muss man gedanklich vergrößern auf **8**.

Bruch – eben, übergehend ins muschelige.

Dichte – 2,6

Die Dichte muss man gedanklich vergrößern auf **2,63**.

Zusatzinformation – ein Zier- und Halbedelstein.

К

Kalaverit – 5194918978

Morphologie – prismatische, Nadelförmige Kristalle, körnige Aggregate, durchsprengte Körner.

Chemische Formel – **$AuTe_2$**

Man muss sich auf der gesamten chemischen Formel konzentrieren.

Kristallsystem – monoklin.

Farbe des Minerals – messinggelb bis silber-weiß.

Man muss sich auf der silber-weißen Farbe des Minerals konzentrieren.

Strichfarbe – grünlich-gelblich-grau.

Opazität – nicht durchsichtig.

Glanz – metallisch.

Mohshärte – 2,5–3.

Die Härte muss man gedanklich verringern auf **1**.

Bruch – uneben bis muschelig.

Tenazität – brüchig.

Dichte – 9,10–9,40.

Die Dichte muss man gedanklich verringern auf **8**.

Zusatzinformation – ist Bestandteil von Golderz.

Kalkspat – 5182173194

Morphologie – skalenoendrische Kristalle, rhomboedrische, prismatische, plattenartige.
Chemische Formel – **$CaCO_3$.**
Man muss sich auf der gesamten chemischen Formel konzentrieren.
Kristallsystem – trigonal.
Farbe des Minerals – weiß, gelb, rot, orange, blau, grün, braun, grau.
Man muss sich auf der weißen Farbe des Minerals konzentrieren.
Strichfarbe – weiß.
Opazität – durchsichtig, halbdurchsichtig.
Man muss sich auf der Charakteristik des Minerals konzentrieren – durchsichtig.
Glanz – gläsern, perlmuttern.
Man muss sich auf dem Glanz des Minerals konzentrieren – gläsern.
Mohshärte – **3.**
Die Mohshärte muss man gedanklich verringern auf **2.**
Bruch – uneben, stufig.
Tenazität – brüchig.

*Dichte – **2,7102**.*

Die Dichte muss man gedanklich verringern auf **1**.

Zusätzlich – wird im Bau verwendet, in der Metallurgie, der Landwirtschaft und Optik. Ist auf der Erdoberfläche sehr weit verbreitet, ist in vielen Fällen ein steinbildendes Mineral. Das am weitesten verbreitete Biomineral – ist an der Bildung sehr vieler lebender Organismen beteiligt, ist Bestandteil von Muscheln und Knochen. In Bereichen der Ablagerung von Kalk bildet sich Karst und es bilden sich Karsthöhlen.

Da dieses Biomineral an der Bildung vieler lebender Organismen beteiligt ist, kann man durch Benutzung der Zahlenreihe, die diesem Mineral entspricht, einen Prozess beobachten, wie einen bestimmten Kontakt des lebenden Organismus mit den Elementen, die den lebenden Organismus bilden, und sehen, dass man durch das Bewusstsein, wenn man seinen Geist entwickelt und das Wissen der Seele verwendet, seinen Körper erschaffen kann. Dabei kann man im Erschaffungsprozess einen speziellen Bereich der Wechselwirkungen des Bewusstseins mit dem Mineral beobachten, der bedeutet, dass das Bewusstsein das Mineral und andere Substanzen steuert in Richtung des Lebens des Menschen.

Das Bewusstsein und der Geist sind die bildende Ebene des Menschen.

Kankrinit – 5189142196

Morphologie – körnige Aggregate; prismatische, säulenförmige Kristalle.

Chemische Formel – $(Na,Ca)_8(Al_6Si_6)O_{24}(CO_3,SO_4)_2 \cdot 2H_2O$.

In der chemischen Formel muss man sich gedanklich konzentrieren auf dem Symbol «**N**», und das Licht der Seele muss man steuern in Richtung «**a**».

Kristallsystem – hexagonal

Farbe des Minerals – graugrün, weiß, gelb, blau, orange, rötlich.

Man muss sich auf der weißen Farbe des Minerals konzentrieren.

Strichfarbe – weiß.

Opazität – durchsichtig, halbdurchsichtig, scheint durch.

Glanz – gläsern, fettig, perlmuttern.

Man muss sich auf dem gläsernen Glanz des Minerals konzentrieren.

Mohshärte – **5–6.**

Die Mohshärte muss man gedanklich verringern auf **4**.

Bruch – uneben.

Tenazität – brüchig.

Dichte – **2,42–2,51.**

Die Dichte muss man gedanklich verringern auf **1**.

Zusatzinformation – ein Sammelmineral.

Kassiterit – 5189142196

Morphologie – isometrische Kristalle, nadelige, dipyramidale, prismatische; körnige Aggregate.

Klasse – Oxide.

Chemische Formel – **SnO_2**.

Man muss sich auf der gesamten chemischen Formel konzentrieren.

Kristallsystem – tetragonal.

Farbe des Minerals – schwarz, gelb, braun, rot, weiß.

Man muss sich auf der weißen Farbe des Minerals konzentrieren.

Strichfarbe – bräunlich-weiß, weiß, grau.

Man muss sich auf der weißen Strichfarbe konzentrieren.

Opazität – durchsichtig, halbdurchsichtig, nicht durchsichtig.

Man muss sich auf so einer Charakteristik des Minerals konzentrieren wie durchsichtig.

Glanz – diamanten, fettig, halbmetallisch.

Man muss sich auf dem Diamantglanz des Minerals konzentrieren.

Mohshärte – 6–7.

Die Mohshärte muss man gedanklich erhöhen auf **8**.

Bruch – uneben, nahe dem muscheligen.

Tenazität – bedingt brüchig.
*Dichte – **6,98–7,01.***
Die Dichte muss man gedanklich erhöhen auf **8,1.**
Zusatzinformation – die wichtigste Zinnquelle auf der Erde.

Katapleit – 8974986917

Morphologie – pseudohexagonale Kristalle, stäbchenförmige; rosettenförmige Aggregate, die aus tafelförmigen Kristallen bestehen.
Klasse – Silikate.
Chemische Formel – $Na_2ZrSi_3O_9 \cdot 2H_2O$.
Man muss sich auf den ersten beiden Symbolen der chemischen Formel konzentrieren «**N**», «**a**».
Kristallsystem – monoklin.
Farbe des Minerals – farblos, hellgrau, beige, übergehend in Farben des Sonnenuntergangs, hellgelb, orange, hellblau.
Strichfarbe – weiß, übergehend ins blaßgelb.
Opazität – durchsichtig, halbdurchsichtig.
Glanz – gläsern, matt.
Man muss sich auf dem gläsernen Glanz des Minerals konzentrieren.
Mohshärte **5,5–6.**
Die Mohshärte muss man gedanklich verringern auf **5.**
Bruch – muschelig.

Opazität – brüchig.

*Dichte – **2,65–2,9.***

Die Dichte muss man gedanklich verringern auf **2,2**.

Zusatzinformation – ein Schmuck- und Edelmineral.

Kinoit – 5896412987

Morphologie – stäbchenförmige Kristalle; massive Aggregate.

Chemische Formel – $Ca_2Cu_2Si_3O_{10}*2H_2O.$

Bei der chemischen Formel muss man sich auf den ersten drei Symbolen konzentrieren «**C**», «**a**» Index «**2**».

Kristallsystem – monoklin.

Farbe des Minerals – durchsichtig tiefblau, grelles hellblau-blau bis himmelblau.

Strichfarbe – hellblau-weiß.

Opazität – durchsichtig bis halbdurchsichtig.

Man muss sich auf so einer Charakteristik des Minerals konzentrieren wie durchsichtig.

Glanz – gläsern.

*Mohshärte – **2,5.***

Die Mohshärte muss man gedanklich verringern auf **2**.

*Dichte – **3,13–3,19.***

Die Dichte muss man gedanklich verringern auf **2,5**.

Zusatzinformation – ein Sammelmineral.

Klinohumit - 3182142178

Morphologie – isometrische Kristalle, massive Aggregate.

Chemische Formel – $Mg_9(SiO_4)_4F_2$

Man muss sich auf den ersten beiden Symbolen der chemischen Formel konzentrieren «M», «g».

Kristallsystem – monoklin.

Farbe des Minerals – weiß.

Strichfarbe – weiß.

Opazität – durchsichtig, durchscheinend.

Glanz – gläsern.

Mohshärte – 6.

Die Mohshärte muss man gedanklich verringern auf **5**.

Bruch – uneben, muschelig.

Dichte – 3,17-3,35.

Die Dichte muss man gedanklich verringern auf **2**.

Zusatzinformation – ein Zierstein.

Klinochlor – 5182142196

Morphologie – schlecht ausgebildete, stäbchenförmige, säulenartige Kristalle.

Chemische Formel – $Mg_6Si_4O_{10}(OH)_8$.

Man muss sich auf den ersten drei Symbolen der chemischen Formel konzentrieren «M», «g», «6».

Kristallsystem – monoklin.

Farbe des Minerals – schwarz-grün, hellblau-grün, fast weiß bis grünlich-grau, gelblich-grün, olivgrün.

Man muss sich auf der hellblau-grünen Farbe des Minerals konzentrieren.

Strichfarbe – grünlich-weiß, übergehend ins weiß.

Opazität – durchsichtig in den dünnen Platten, halbdurchsichtig.

Glanz – fettig, perlmuttern, matt.

Man muss sich auf dem fettigen Glanz des Minerals konzentrieren.

*Mohshärte – **2–2,5**.*

Die Mohshärte muss man gedanklich verringern auf **1**.

Tenazität – biegsam.

*Dichte – **2,6–3,02**.*

Die Dichte muss man gedanklich erhöhen auf **4,8**.

Zusatzinformation – Schmuckstein.

Kobaltin – 5196482197

Morphologie – kubische, oktaedrische, pentagon-dedokaeder-Kristalle; feste Massen und Körner von unregelmäßiger Form.

*Chemische Formel – **CoAsS**.*

Man muss sich auf der gesamten chemischen Formel konzentrieren.

Kristallsystem – kubisch.

Farbe des Minerals – zinnweiß oder stahlgrau mit rosa Tönung, gräulich-schwarz oder dunkelgrau bei Anwesenheit des Minerals als Eisenbeimischung.

Man muss sich auf der zinnweißen Farbe des Minerals konzentrieren.

Strichfarbe – schwarz, gräulich-schwarz.

Opazität – nicht durchsichtig.

Glanz – metallisch.

*Mohshärte – **5,5**.*

Die Mohshärte muss man gedanklich verringern auf **5**.

Bruch – uneben, muschelig.

Opazität – dehnbar.

*Dichte – **6,2**.*

Die Dichte muss man gedanklich verringern auf **6**.

Zusatzinformation – das Haupterz für die Zinngewinnung.

Kovdorskit – 5896412987

Morphologie – keilförmige Kristalle, parallel-säulenförmige Aggregate, in Form einzelner Körner.

Chemische Formel – $Mg_2[PO_4](OH) \times 3H_2O$.

Man muss sich auf den ersten drei Symbolen der chemischen Formel konzentrieren «**M**», «**g**», Index «**2**».

Kristallsystem – monoklin.

Farbe des Minerals – blaßrosa, weiß, blau, farblos, hellblau, rosa.

Man muss sich auf der blaßrosa Farbe des Minerals konzentrieren.

Strichfarbe – weiß.

Opazität – durchsichtig bis durchscheinend, nicht durchsichtig.

Glanz – gläsern.

*Mohshärte – **4**.*

Die Mohshärte muss man gedanklich verringern auf **3**.

Bruch – uneben, muschelig.

*Dichte – **2,6**.*

Die Dichte muss man gedanklich verringern auf **2,2**.

Zusatzinformation – ein Sammelmineral.

Koralle – 5148972184

Ein Material biologischen Ursprungs, Skelett von Polypen.

Chemische Formel – $Ca(CO)_3$.

Man muss sich auf der gesamten chemischen Formel des gegebenen Minerals konzentrieren.

Kristallsystem – amorph.

Farbe des Minerals – weiß, rot, rosa, selten gelb, schwarz, hellblau.

Man muss sich auf der weißen Farbe konzentrieren.

Glanz – wächsern.

Opazität – nicht durchsichtig.

*Mohshärte – **3,5–4**.*

Die Mohshärte muss man gedanklich verringern auf **3**.

Bruch - splitterig.

*Dichte – **1,3–2,6.***

Die Dichte muss man gedanklich verringern auf **1**.

Zusatzinformation – ein Schmuckstein.

Kornerupin - 8943185174

Morphologie – prismatische längliche Kristalle, strahlensäulenförmige Verwachsungen, feste Massen, parallel- oder radial-faserige Aggregate.

Chemische Formel – $(Mg,Fe^{2+})_4Al_6(Si,Al,B)_5O_{21}(OH)$.

Bei der chemischen Formel muss man sich auf den ersten beiden Symbolen konzentrieren «**M**», «**g**».

Kristallsystem – rhombisch.

Farbe des Minerals – schwarz, braun, dunkelgrün, grünlichgelb, dunkelgelb, weiß.

Man muss sich auf der dunkelgrünen Farbe des Minerals konzentrieren.

Strichfarbe – weiß.

Opazität – durchscheinend oder durchsichtig.

Glanz – gläsern.

Mohshärte – 7.

Die Mohshärte muss man gedanklich durch die Handlung der Gedanken verringern auf **6**, durch die Handlung des Geistes auf **5** und durch das Licht der Seele auf **4**.

Dichte – 3,3–3,34.

Die Dichte muss man gedanklich verringern auf **3,1**.

Zusatzinformation – Zierstein.

Kornetit – 5196142187

Morphologie – kurzprismatische Kristalle, abgeflacht, aufgespalten, kleinpyramidal-kristallische Krusten, radialstrahlenförmige Rosetten der Kristalle.

Chemische Formel – $Cu_3PO_4(OH)_3$

Bei der chemischen Formel muss man sich auf den ersten drei Symbolen konzentrieren «**C**», «**u**», Index «**3**».

Kristallsystem – rhombisch.

Farbe des Minerals – dunkelblau, übergehend ins grünblau, grünblau in den inneren Reflexionen und im Durchlicht.

Strichfarbe – hellblau.

Opazität – durchsichtig, halbdurchsichtig.

Glanz – gläsern.

Mohshärte – 4,5.

Die Mohshärte muss man gedanklich verringern auf **3**.

Bruch – muschelig bis uneben.

Dichte – 4,1.

Die Dichte muss man gedanklich erhöhen auf **5**.

Zusatzinformation – ein seltenes Sammelmineral.

Krokoit - 5172142187

Morphologie – prismatische Kristalle mit vertikaler Schraffur, Drusen von säulenförmigen Kristallen in den hohlen Rissen.

Chemische Formel – **$PbCrO_4$.**

Man muss sich auf der gesamten chemischen Formel konzentrieren.

Kristallsystem – monoklin.

Farbe des Minerals – grelles orangerot, orange, rot, gelb; orangerot in den inneren Reflexen und in der Durchsicht. Mit der Zeit verblasst er im Licht.

Strichfarbe – gelb-orange.

Opazität – durchsichtig, halbdurchsichtig.

Glanz – diamanten, gläsern.

Man muss sich auf dem diamantenen Glanz konzentrieren.

*Mohshärte – **2,5–3.***

Die Mohshärte muss man gedanklich verringern auf **2**.

Bruch – uneben, muschelig.

Tenazität – lässt sich schneiden, ist aber sehr brüchig.

*Dichte – **5,97–6,02.***

Die Dichte muss man gedanklich verringern auf **4**.

Zusatzinformation – ein Sammelmineral.

Kunzit - 5182172341

Eine Schmuckvariation von Spodumen.

Morphologie – dick-stäbchenförmige Kristalle, sehr langgezogen.

Chemische Formel – $LiAlSi_2O_6$.

Man muss sich auf der gesamten chemischen Formel konzentrieren.

Kristallsystem – monoklin.

Farbe des Minerals – violett, blaßes lila, lila-rosa manchmal mit hellblauer Tönung; für einige Arten ist Dichroismus charakteristisch.

Man muss sich auf der lila-rosa Farbe des Minerals konzentrieren.

Strichfarbe – weiß.

Opazität – durchsichtig, durchscheinend.

Bruch – uneben, muschelig.

Glanz – perlmuttern, gläsern.

Man muss sich auf dem Perlmutterglanz des Minerals konzentrieren.

*Mohshärte – **6,5–7**.*

Die Mohshärte muss man gedanklich verringern auf **5**.

Tenazität – brüchig.

*Dichte – **3,03-3,23**.*

Die Dichte muss man gedanklich verringern auf **2**.

Zusatzinformation – ein Schmuckstein, ein Sammelmineral.

Kutnogorit – 5184965987

Morphologie – polykristalline Aggregate von sphärischer Form mit einer Größe bis zu 2 cm.

Klasse – Carbonate.

Chemische Formel – $CaMn^{2+}(CO_3)_2$.

Man muss sich auf den ersten beiden Symbolen der chemischen Formel konzentrieren «**C**», «**a**».

Kristallsystem – trigonal.

Farbe des Minerals – weiß, blaßrosa, rosa, hellbraun übergehend in ein mäßiges braun.

Man muss sich auf der blaßrosa Farbe des Minerals konzentrieren.

Strichfarbe – weiß.

Opazität – halbdurchsichtig.

*Mohshärte – **3,5–4**.*

Die Mohshärte muss man gedanklich verringern auf **2**.

Bruch – nahe dem muscheligen.

Tenazität – brüchig.

*Dichte – **3,12**.*

Die Dichte muss man gedanklich verringern auf **2,8**.

Zusatzinformation – ein Sammelmineral.

L

Lasulith - 5182143194

Morphologie – kurzprismatische, bipyramidale Kristalle; feste, körnige Aggregate.

Chemische Formel – $MgAl_2(PO_4)_2(OH)_2$.

Man muss sich auf den ersten drei Symbolen der chemischen Formel konzentrieren, d.h. auf «M», «g», «A», «l» und Index «2».

Kristallsystem – monoklin.

Farbe des Minerals – blau, himmelblau, hellblau-weiß, gelblichgrün, hellblaugrün, grün.

Strichfarbe – weiß.

Opazität – durchsichtig, halbdurchsichtig.

Glanz – gläsern.

Mohshärte – ***5,5–6.***

Die Mohshärte muss man gedanklich verringern auf **3**.

Bruch – uneben, eben.

Tenazität – brüchig.

Dichte – ***3,122 – 3,24.***

Die Dichte muss man gedanklich verringern auf **2**.

Zusatzinformation – ein Halbedelstein. Wird verwendet als eine Nachahmung anderer Steine.

Lazurit – 5148172198

Ein Felsgestein mit komplexer Zusammensetzung.

Morphologie – kubische, dodekaedrische Kristalle; massive kristalline Aggregate; partikuläre durchsprengte Körner; körnige und feste Massen.

Chemische Formel – $Na_3Ca(Si_3Al_3)O_{12}S.$

Man muss sich auf den ersten fünf Symbolen der chemischen Formel konzentrieren, d.h. «**N**», «**a**» Index «3», «**C**», «**a**».

Kristallsystem – kubisch.

Farbe des Minerals – tiefblau, azurblau, lilablau, grünlichblau.

Man muss sich auf der tiefblauen Farbe des Minerals konzentrieren.

Strichfarbe – grelles blau.

Opazität – durchsichtig, nicht durchsichtig.

Glanz – gläsern.

Mohshärte – **5–5,5.**

Die Mohshärte muss man gedanklich verringern auf **4,8.**

Bruch – uneben.

Tenazität – brüchig.

Dichte – **2,38–2,45.**

Die Dichte muss man gedanklich verringern auf **2.**

Zusatzinformation – ein Schmuck- und Halbedelstein.

Bei der Arbeit mit der Zahlenreihe des gegebenen Minerals

kann man die Technologie der Erforschung der Eigenschaften von Raum und Zeit durch sein Bewusstsein in den entfernten Punkten des Raums erhalten, z.B. in anderen Galaxien und Universen. Die Erforschung der Eigenschaften des Raums ermöglicht es, die ewige Entwicklung nachhaltiger bereits in der laufenden Zeit zu machen. Für die ewige Entwicklung braucht man auch eine unendliche Menge an Raum und Zeit.

In dieser Hinsicht ist die Aufgabe der ewigen Entwicklung die Steuerung im System des kollektiven Bewusstseins mit dem Ziel, solche Informationen über Raum und Zeit zu erhalten, dass sie in jede Richtung unendlich sind und jede dieser Charakteristiken die Eigenschaften der Ewigkeit besitzt. Einerseits ist die Unendlichkeit und Ewigkeit des Raums – eine festgelegte Größe, die durch das Bewusstsein erforscht und als Fakt wahrgenommen wird, d.h. diese Größe wird wahrgenommen ausgehend von den diagnostischen Eigenschaften des Bewusstseins. Zur gleichen Zeit muss man diese Charakteristik in die Steuerung einführen.

Der Schöpfer, der die Welt erschaffen hat, hat auch ein bestimmtes Training der Steuerung in Richtung der Erschaffung der ewigen Welt gegeben. Deshalb, bei der Erforschung bestimmter Räume, darunter auch denen in der Nähe, muss man die Charakteristik der Ewigkeit der Entwicklung der Raumzeit einführen. Obwohl sie diagnostiziert werden kann, erlaubt es die zusätzliche Steuerung des Vorhersagetyps in dieser Richtung das Bewusstsein zu entwickeln und es ebenso ewig, unendlich, sich ewig entwickelnd zu machen. Hier gibt es auch schon den direkten Weg zum Erlernen der Entwicklungsgesetze, die es dem Menschen ermöglichen, den ewigen physischen Körper zu haben.

Larimar – 5196142197

Ein Delphinstein.
Morphologie – nadelige Kristalle,
chemische Formel – $NaCa_2Si_3O_8(OH)$.
Bei der chemischen Formel muss man sich auf den ersten beiden Symbolen konzentrieren «**N**», «**a**».
Kristallsystem – triklin.
Farbe des Minerals – verschiedene Blautöne, hellblau, grünlich, weißlich, gelblich, bräunlich, grau, schwarz, lila, rosa.
Strichfarbe – weiß.
Opazität – nicht durchsichtig.
Glanz – gläsern.
Mohshärte – 4,5–5.
Die Mohshärte muss man gedanklich verringern auf **3**.
Bruch – uneben.
Dichte – 2,84–2,90.
Die Dichte muss man gedanklich verringern auf **1,8**.

Zusatzinformation – ein Sekundärmineral, vulkanischen Ursprungs, ein Schmuckstein.

Libethenit – 5189142187

Morphologie – kurzprismatische Kristalle mit keilförmigen Köpfen, radial-strahlenförmige Aggregate, ballon- und nierenförmig, Sphärolithe, kleine Bürsten und Kristalldrusen.
Klasse – Phosphate.
Chemische Formel – $Cu_2PO_4(OH)$.
Man muss sich auf der gesamten chemischen Formel konzentrieren.
Kristallsystem – rhombisch.
Farbe des Minerals – hellgrün übergehend ins dunkelgrün, schwarzgrün, olivgrün; hellblau-grün, übergehend ins hellgrün in den inneren Reflexionen und in der Durchsicht.
Man muss sich auf der hellgrünen Farbe des Minerals konzentrieren.
Strichfarbe – hellgrün.
Opazität – durchsichtig, halbdurchsichtig.
Glanz – gläsern auf den Kristalloberflächen, bis moderat fettig an den Bruchoberflächen.
Mohshärte – 4.
Die Mohshärte muss man gedanklich verringern auf 2.
Bruch – uneben, muschelig.

Tenazität – brüchig.

Dichte 3,97.

Die Dichte muss man gedanklich fixieren auf der Zahl **3,97**, dann gedanklich erhöhen bis **4.97**.

Zusatzinformation – ein Sekundärmineral der Kupferentstehungsorte, ein seltenes Sammelmineral.

Linarit – 5196142187

Morphologie – keilförmige, stäbchenförmige und plattenförmige Kristalle, dünne Krusten und Adern, Beläge.

Klasse – Sulfate.

Chemische Formel – $PbCuSO_4(OH)_2$.

Man muss sich auf der gesamten chemischen Formel konzentrieren.

Kristallsystem – monoklin.

Farbe des Minerals – tiefes azurblau; tiefblau in den inneren Reflexionen und in der Durchsicht.

Man muss sich auf der azurblauen Farbe des Minerals konzentrieren.

Strichfarbe – blaßblau.

Opazität – durchsichtig, halbdurchsichtig.

Glanz – ähnlich dem diamantenen, gläsern.

Man muss sich auf dem gläsernen Glanz des Minerals konzentrieren.

Mohshärte – 2,5.

Die Mohshärte muss man verringern auf **1**.

Bruch – muschelig.

Tenazität – brüchig.

Dichte – 5,35.

Die Dichte muss man erhöhen auf **6,8**.

Zusatzinformation – ein Sekundärmineral der Zonen der Oxidation der Sulfide von Kupfer und Blei, ein Sammelmineral.

Loparit – 5186142197

Morphologie – in Form von einzelnen kleinen Kristallen von kubischer Form und deren Verwachsungen.

Chemische Formel – **$(Na,Ce,Sr)(Ce,Th)(Ti,Nb)_2O_6$.**

Bei der chemischen Formel muss man sich auf den ersten beiden Symbolen konzentrieren «**N**», «**a**».

Kristallsystem – kubisch.

Farbe des Minerals – schwarz, gräulich-schwarz, schwarzbraun, braun.

Strichfarbe – braun, graubraun, grünlich-braun.

Opazität – nicht durchsichtig.

Glanz – halbmetallisch.

Mohshärte – 5,5.

Die Mohshärte muss man gedanklich verringern auf **4**.

Bruch – uneben.

*Dichte – **4,77**.*

Die Dichte muss man gedanklich verringern auf **3,8**.

*Radioaktivität – **24,983.70**.*

Die Radioaktivität kann man gedanklich auf null führen durch Benutzung der Zahlenreihe, die dem Mineral entspricht, drei Mal hintereinander.

Zusatzinformation – wird für die Titan-, Niob-, Tantalgewinnung und die von seltenen Erdelementen benutzt.

Lorenzenit (Ramsayit) – 5189493164

Morphologie – prismatische, dünnnadelige Kristalle, faserige Aggregate, verfilzte, plattenförmige.

Klasse – Silikate.

Chemische Formel – **$Na_2Ti_2O_3(Si_2O_6)$.**

Bei der chemischen Formel muss man sich auf den ersten drei Symbolen konzentrieren «N», «a» Index «2».

Kristallsystem – rhombisch.

Farbe des Minerals – von dunkelbraun, fast schwarz, bis hellbraun und hellgelb. Ebenso rötlich, gräulich-braun bis grau.

Strichfarbe – hellbraun-gelb.

Opazität – durchscheinend, nicht durchsichtig.

Glanz – stark, metallisch bis diamanten, im Bruch – fettig.

Man muss sich auf dem diamantenen Glanz konzentrieren.

*Mohshärte – **6–6,5**.*

Die Mohshärte muss man vergrößern auf **8**.

Bruch – muschelig oder uneben.

Tenazität – brüchig.

*Dichte – **3,4**.*

Die Dichte muss man vergrößern auf **4,8**.

Zusatzinformation – ein seltenes Sammelmineral.

Mondstein – 2172142986

Adular – eine farblose, durchsichtige oder halbdurchsichtige Variation des Orthoklas, die in hellblau-weißen Farben schillert.

Morphologie – pseudorhombische Kristalle.

Chemische Formel – $K[AlSi_3O_8]$.

Man muss sich auf der gesamten chemischen Formel konzentrieren.

Kristallsystem – monoklin.

Farbe des Minerals – milchig mit gelblicher und hellblauer Tönung.

Strichfarbe (Farbpulver) – weiß.

Opazität – durchsichtig, durchscheinend, nicht durchsichtig.

Glanz – perlmuttern, gläsern, seidig.

*Mohshärte – **6–6,5**.*

Die Mohshärte muss man gedanklich verringern auf **5**.

Bruch – uneben.

*Dichte – **2,55–2,63.***

Die Dichte muss man gedanklich verringern auf **1**.

Zusatzinformation – ein edler Schmuckstein. Hat manchmal den Effekt des „Katzenauges".

M

Magnesioastrophyllit – 5186472198

Morphologie – abgeflachte nadelförmige Kristalle; verworren faserartige, glimmerartige, dünnschuppige Aggregate.

Chemische Formel – $K_2Na(Fe_2+4Mg_2Na)Ti_2(Si_4O_{12})_2O_2(OH)_4$

Bei der chemischen Formel muss man sich auf dem ersten Symbol «**K**» konzentrieren.

Kristallsystem – monoklin.

Farbe des Minerals – gelb, bräunlich-gelb, grünlich-gelb.

Strichfarbe – weiß.

Opazität – durchscheinend, nicht durchsichtig.

Glanz – stark gläsern, mit goldenen Reflexionen.

*Mohshärte – **3**.*

Die Mohshärte muss man gedanklich verringern auf **2**.

*Dichte – **3,32**.*

Die Dichte muss man gedanklich verringern auf **1,8**.

*Radioaktivität – **86,39**.*

Zusatzinformation – ein Sammelmineral.

Magnetit – 5182173194

Morphologie – oktaedrische Kristalle, kristallische Verwachsungen und Aggregate, Drusen, Bürsten, feste körnige und dichte Massen.

Chemische Formel – $Fe^{2+}Fe^{3+}_2O_4$.

Man muss sich auf der gesamten chemischen Formel konzentrieren.

Kristallsystem – kubisch.

Farbe des Minerals – grauschwarz, eisenschwarz, manchmal mit blauen Anläufen an den Kristalloberflächen.

Strichfarbe – schwarz.

Opazität – nicht durchsichtig.

Glanz – halbmetallisch.

Mohshärte – **5,5–6,5.**

Die Mohshärte muss man gedanklich verringern auf **4.**

Bruch – uneben, muschelig.

Tenazität – bedingt brüchig.

Dichte – **5,175.**

Die Dichte muss man gedanklich verringern auf **1.**

Magnetisches Verhalten – Ferromagnetikum.

Zusatzinformation – magnetisches Eisenerz.

Malachit – 2197543688

Die Morphologie ist in Form von nierenförmigen Aggregaten, Stalaktinen, Krusten, Belägen, Überzügen, dichten und erdigen Massen; sinterartigen Bildungen – Trauben, Nieren mit konzentrischer Streifenbildung.

Chemische Formel – $Cu_2CO_3(OH)_2$.

Man muss sich auf den ersten beiden Symbolen der chemischen Formel konzentrieren, auf «**C**», «**u**».

Kristallsystem – monoklin.

Farbe des Minerals – grasgrün, hellgrün bis Salatgrün, grelles grün, in den Kristallen dichtes grün, sanft übergehend ins fast schwarze; grün, übergehend ins gelblich-grün in den inneren Reflexionen und in der Durchsicht.

Strichfarbe – hellgrün.

Opazität – durchsichtig, halbdurchsichtig.

Glanz – gläsern, seidig, matt.

*Mohshärte – **3,5–4**.*

Die Mohshärte muss man gedanklich verringern auf **2**.

Bruch – uneben, ähnlich dem muscheligen, splitterig.

Tenazität – brüchig.

*Dichte – **3,6 – 4,05**.*

Die Dichte muss man gedanklich verringern auf **2,1**.

Zusatzinformation – ein Schmuckstein, Rohstoff für Farbherstellung.

Manganoneptunit – 5182143196

Morphologie – prismatische Kristalle; strahlen-säulenförmige Aggregate, Drusen, Rosetten, Blumen; allomorphe Körner; feinkörnige Krusten.

Klasse – Silikate.

Chemische Formel – $KNa_2LiMn_2+2Ti_2Si_8O_{24}$.

Bei der chemische muss man sich auf dem ersten Symbol «**K**» konzentrieren.

Kristallsystem – monoklin.

Farbe des Minerals – dunkles kirschrot, rot, orange, schwarz.

Strichfarbe – ziegelrot, rötlich-braun.

Opazität – durchsichtig, durchscheinend, nicht durchsichtig.

Glanz – harzig, gläsern.

Mohshärte – 5–6.

Die Mohshärte muss man gedanklich verringern auf **4**.

Dichte – 3,17–3,20.

Die Dichte muss man gedanklich verringern auf **2**.

Radioaktivität – 60.70.

Zusatzinformation – ein Sammelmineral.

Manganotantalit – 5184916197

Morphologie – stäbchen-bis plattenförmige Kristalle, feste körnige Aggregate, radial-strahlenförmige.

Klasse – Oxide.

Chemische Formel – $Mn_2+Ta_2O_6$.

Man muss sich auf der gesamten chemischen Formel konzentrieren.

Kristallsystem – rhombisch.

Farbe des Minerals rosa, übergehend ins fast farblose; rötlich-braun, übergehend ins schwarz.

Strichfarbe – rot, scharlachrot, übergehend ins schwarz.

Opazität – nicht durchsichtig.

Glanz – gläsern, halbmetallisch.

Man muss sich auf dem halbmetallischen Glanz des Minerals konzentrieren.

Mohshärte - **6.**

Die Mohshärte muss man gedanklich erhöhen auf **7.**

Bruch – uneben, ähnlich dem muscheligen.

Tenazität – brüchig.

Dichte – **6,65 – 8.**

Die Dichte muss man gedanklich vergrößern auf **8,9.**

Zusatzinformation – ist der Erz auf dem Tantal.

Morion – 4812172184

Schwarzer Quarz.

Morphologie – Kristalle und Drusen von unterschiedlicher Größe.

Chemische Formel – SiO_2.

Man muss sich auf der gesamten chemischen Formel konzentrieren.

Kristallsystem – trigonal.

Farbe des Minerals – schwarz, dunkelbraun.

Opazität – nicht durchsichtig.

Glanz – gläsern.

*Mohshärte – **7**.*

Die Mohshärte muss man verringern auf **1**.

Bruch – muschelig.

*Dichte – **2,7**.*

Die Dichte muss man verringern auf **1,2**.

Zusatzinformation – ein Sammelschmucksstein.

Moosachat – 5497812198

Eine Variation des Achats, die moosartige, dendritische Einschlüsse von anderen Mineralen enthält.

Die Morphologie ist eine kryptokristalline Variation von natürlicher Kieselerde.

Chemische Formel – SiO_2.

Man muss sich auf der gesamten chemischen Formel konzentrieren.

Farbe der Hauptmasse – weiß, grau, hellblau; Farbe der Einschlüsse – grün, schwarz, rot, verschiedene Gelb- und Brauntöne.

Die Farbe muss man verringern aus Sicht der Farbtemperatur, d.h. z.B. wenn man eine bestimmte Intensität der Farbstrahlung betrachtet, muss man diese als ein bestimmtes Temperaturniveau betrachten und dann die Verringerung dieses Niveaus erzeugen, das z.B. als kalte Farbe wahrgenommen wird. Aufgrund der Tatsache, dass es einen Begriff, der zu den Begriffen der warmen Farben, der kalten Farben gehört, muss man in diesem Fall die Farbtemperatur bis zur kalten Farbe verringern und sich auf der weißen Farbe konzentrieren. Diese Verringerung bis zur kalten Farbe geschieht durch die Handlung des Geistes und die Erhöhung bis zur warmen Farbe durch die Handlung der Seele.

Strichfarbe – weiß.

Opazität – durchscheinend, nicht durchsichtig.

Glanz – wächsern, matt.

Mohshärte – 7.

Die Mohshärte muss man verringern auf **6.**

Bruch – muschelig.

*Dichte – **2,59–2,61.***

Die Dichte muss man gedanklich verringern auf **2,1.**

Zusatzinformation – ein Sammelschmuckstein.

Marmor – 2194714896

Chemische Formel – $CaCO_3 + CaMg(CO_3)_2$

Man muss sich auf den ersten beiden Symbolen der chemischen Formel konzentrieren, d.h. auf «**C**», «**a**».

Farbe des Minerals – weiß, grau, gelblich, grün, rot, schwarz usw.

Struktur – granoblastisch, heterogranoblastisch.

Textur – massiv, bandförmig, fleckig.

Dichte – **2,3–2,6.**

Die Dichte muss man gedanklich verringern auf **1**.

Zusatzinformation – wird verwendet als Schmuck-, Fliesen- und Baumaterial.

Moskovit – 5482713184

Morphologie – stächen- und plattenförmig, kurz-stäbchenförmige pseudohexagonale Kristalle, von grob- bis feinschuppige Aggregate, feste dichte suppige Massen, Sphärolithe.

Chemische Formel – $KAl_2(Si_3Al)O_{10}(OH)_2$.

Man muss sich auf den ersten vier Symbolen der chemischen Formel konzentrieren, auf «**K**», «**A**», «**l**», «**2**».

Kristallsystem – monoklin.

Farbe des Minerals – weiß übergehend ins farblose, silberweiß, blaßgrün.

Strichfarbe – weiß.

Opazität – durchsichtig, halbdurchsichtig.

Glanz – gläsern, auf den Spaltflächen perlmuttern, dichte schuppige Massen schillern in seidigem Glanz.

Mohshärte – **2,5.**

Die Mohshärte muss man gedanklich verringern auf **1,8.**

Bruch – glimmerartig.

Tenazität – эластичный.

Dichte – **2,77–2,88.**

Die Dichte muss man gedanklich verringern auf **1,88.**

Radioaktivität – **140.52.**

Zusatzinformation – wird in der Industrie als Isoliermaterial verwendet. Ist ein Sammelmineral.

N

Neptunit - 5164813194

Chemische Formel – $KNa_2LiFe^{2+}_2Ti_2Si_8O_{24}$

Bei der chemischen Formel muss man sich auf den ersten vier Symbolen konzentrieren «**K**», «**N**», «**a**» Index «2».

Kristallsystem – monoklin.

Farbe des Minerals – schwarz, tiefes rotbraun in den inneren Reflexionen.

Strichfarbe – braun.

Opazität – nicht durchsichtig.

Glanz – gläsern.

*Mohshärte – **5–6**.*

Die Mohshärte muss man gedanklich verringern auf **4**.

Bruch – muschelig.

Tenazität – brüchig.

*Dichte – **3,19–3,23**.*

Die Dichte muss man gedanklich verringern auf **2**.

*Radioaktivität – **60.73**.*

Elektrische Eigenschaften des Minerals – Piezoelektrikum.

Zusätzlich – ein Sammelmineral.

Nephrit – 5493612184

Ein Mineral aus der Gruppe Jade, ein kryptokristalliner Aktinolith.

Chemische Formel – $Ca_2(Mg,Fe^{2+})_5Si_8O_{22}(OH)_2$.

Man muss sich auf den ersten beiden Symbolen der chemischen Formel konzentrieren «**C**», «**a**».

Farbe des Minerals – grün, von hell bis dunkel; selten weiß, gelb, hellblau und schwarz.

Strichfarbe – weiß.

Opazität – durchscheinend, nicht durchsichtig.

Glanz – gläsern, seidig.

Man muss sich auf dem seidigen Glanz konzentrieren.

*Mohshärte – **5–6**.*

Die Mohshärte muss man verringern auf **1**.

Bruch – uneben.

Die Tenazität ist hoch.

Zusatzinformation – ein wertvoller Schmuckstein.

Norbergit – 5184916987

Morphologie – pyramidale Kristalle, stäbchenförmige; körnige Aggregate.

Chemische Formel – $Mg_3SiO_4F_2$.

Man muss sich auf der gesamten chemischen Formel konzentrieren.

Kristallsystem – rhombisch.

Farbe des Minerals – gelb, gelb-orange, rötlich-braun, rosa mit violetter Tönung, rot, dunkelrot, weiß.

Man muss sich auf der weißen Farbe des Minerals konzentrieren.

Strichfarbe – weiß.

Opazität – durchsichtig, durchscheinend.

Glanz – fettig, gläsern.

Man muss sich auf dem gläsernen Glanz des Minerals konzentrieren.

*Mohshärte – **6–6,5**.*

Die Mohshärte muss man gedanklich verringern auf **5**.

Bruch – uneben, muschelig.

Tenazität – brüchig.

*Dichte – **3,177**.*

Die Dichte muss man gedanklich verringern auf **2**.

Zusätzlich – ein Sammelmineral.

O

Obsidian – 3182174198

Vulkanglas, geschmolzenes Gestein.

Morphologie – hat keine kristalline Struktur, amorph.

Chemische Formel – SiO_2; MgO, Fe_3O_4.

Man muss sich auf dem Symbole «S» der chemischen Formel konzentrieren.

Kristallsystem – amorph.

Farbe des Minerals – grau, braun, rötlich, schwarz.

*Mohshärte – **5–6**.*

Die Mohshärte muss man gedanklich verringern auf **4**.

Bruch – muschelig.

*Dichte – **2,3**.*

Die Dichte muss man gedanklich verringern auf **1**.

Zusatzinformation – lässt sich leicht polieren. Ein Schmuckstein.

Olivin – 5194812194

Ein gesteinbildendes Mineral.

Morphologie – dichte Massen, seltene Kristalle, in der Regel mit gut ausgebildeter Bipyramide.

Chemische Formel – **(Mg, Fe)[SiO₄]**, *oder* **2MgO·SiO₂**.

Man muss sich auf den Symbolen «**M**», «**g**» der chemischen Formel konzentrieren.

Kristallsystem – rhombisch.

Farbe des Minerals – flaschengrün, gelb, braun, grau.

Strichfarbe – weiß.

Opazität – scheint durch.

Glanz – gläsern, fettig.

Bruch – muschelig.

*Mohshärte – **6,5–7**.*

Die Mohshärte muss man gedanklich erhöhen bis **8**.

Tenazität – brüchig.

*Dichte – **3,3–4,2**.*

Die Dichte muss man gedanklich verringern auf **2**.

Zusätzlich – Schmuckvariationen – Chrysolith.

Oligoklas - 5142183148

Schillendernde Variation – Belomorit.

Morphologie – großkristalline Aggregate, dichte körnige und kristalline Massen, selten Kristalle von tabellarischem und tabellarisch-prismatischem Aussehen..

Chemische Formel – **(Na,Ca)(Si,Al)₄O₈**.

Man muss sich auf den beiden Symbolen «**O**» und Index «**8**» der chemischen Formel konzentrieren.

Kristallsystem – triklin.

Farbe des Minerals – weiß, gräulich-weiß, verschiedene Weißtöne.

Strichfarbe – weiß.

Opazität – durchsichtig, durchscheinend.

Glanz – perlmuttern, gläsern.

Mohshärte – **6–6,5.**

Die Mohshärte muss man gedanklich verringern auf **4.**

Bruch – uneben, muschelig.

Dichte – **2,74–2,76.**

Die Dichte muss man gedanklich verringern auf **1.**

Zusätzlich – ein Zier-und Schmuckstein.

Onyx – 5984713964

Morphologie – dichte kryptokristalline Massen.

Chemische Formel – SiO_2.

Man muss sich auf der gesamten chemischen Formel konzentrieren.

Farbe des Minerals – grau, milchweiß, graublau, grün, braun, rosa, blau, schwarz.

Strichfarbe – weiß.

Opazität – durchscheinend, nicht durchsichtig.

Glanz – fettig, matt, gläsern.

Mohshärte – 7.

Die Mohshärte muss man gedanklich verringern auf **4**.

Bruch – muschelig.

Dichte – 2,6–2,65.

Die Dichte muss man gedanklich vergrößern auf **5**.

Zusatzinformation – ein Schmuck-und Halbedelstein.

Opal – 3814874889

Morphologie – nierenförmig, kollomorphe traubenförmige, tropfsteinartige sinterartige Aggregate, Beläge, Konkretionen, Geoden, dichte Massen.

Chemische Formel – $SiO_2 \times nH_2O.$

Man muss sich auf der gesamten chemischen Formel konzentrieren.

Farbe des Minerals – farblos, weiß, gelb, rot, orange, grün, braun, schwarz, blau.

Man muss sich auf der weißen Farbe des Minerals konzentrieren.

Strichfarbe – weiß.

Opazität – durchsichtig, halbdurchsichtig, nicht durchsichtig.

Glanz – gläsern, wächsern, fettig, matt.

Man muss sich auf dem gläsernen Glanz des Minerals konzentrieren.

Mohshärte – 5,5–6,5.

Die Mohshärte muss man gedanklich verringern auf **4**.

Bruch – uneben, eben, muschelig.
Tenazität – brüchig.
*Dichte – **1,9–2,3**.*
Die Dichte muss man gedanklich verringern auf **1**.
Zusätzlich – für Edelopale ist ein schillernder Farbüberlauf charakteristisch - Opaliszenz. Ein Edelstein.

Ochsenauge - 2183142178
Chemische Formel – SiO_2.
Es ist notwendig sich auf allen Symbolen der chemischen Formel zu konzentrieren.
Farbe des Minerals – tiefes Himbeerfarben, braun;
Strichfarbe – weiß
Opazität – undurchsichtig
Glanz – Seidenglanz
Mohshärte – 7
Es ist notwendig die Mohshärte auf **6,8** zu verringern.
Bruch – splitterig
*Dichte – **2,4–2,7***
Es ist notwendig die Dichte (g/cm³) gedanklich auf **2,1** zu verringern.
Zusatzinformation – Ausbildungsform von Quarz mit roten Anläufen; Zierstein;

Orthoklas – 5482174978

Eine Schmuckvariation von Orthoklas – Adular.

Morphologie – kurzprismatische, stäbchenförmige Kristalle.

Chemische Formel – $K(AlSi_3)O_8$.

Man muss sich auf der gesamten chemischen Formel konzentrieren.

Kristallsystem – monoklin.

Farbe des Minerals – farblos, grünlich, gräulich-grau, weiß, rosa.

Strichfarbe – weiß.

Opazität – durchsichtig, halbdurchsichtig.

Glanz – gläsern.

Mohshärte – 6.

Die Mohshärte muss man gedanklich verringern auf **5,8**.

Bruch – uneben, muschelig.

Tenazität – brüchig.

Dichte – 2,55–2,63.

Die Dichte muss man gedanklich erhöhen auf **2,64**.

Radioaktivität – 200.97.

Zusätzlich – Schmuck- und Halbedelstein.

P

Pargasit – 5896412987

Morphologie – kurzprismatische, nadelige Kristalle.

Chemische Formel – Zusammensetzung –
$NaCa_2(Mg_4Al)(Si_6Al_2)O_{22}(OH)_2$.

Man muss sich auf den ersten beiden Symbolen der chemischen Formel konzentrieren – «**N**», «**a**».

Kristallsystem – monoklin.

Farbe des Minerals – hellblau-grün, gräulich-schwarz, hellbraun, grellgrün.

Man muss sich auf der hellblau-grünen Farbe des Minerals konzentrieren.

Strichfarbe – blaßgrün, manchmal mit bräunlicher Tönung.

Opazität – durchsichtig, durchscheinend.

Glanz – gläsern.

*Mohshärte – **5–6**.*

Die Mohshärte muss man gedanklich verringern auf **4**.

Bruch – uneben.

Tenazität – brüchig.

*Dichte – **3,04-3,17**.*

Die Dichte muss man gedanklich verringern auf **2**.

Zusätzlich – ein Sammelmineral.

Pegmatit, graphisch – 3184918947

Eine Variation von Mikroklin. Andere Namen – Judenstein, Schriftgranit.

Dieses Gestein weist Muster auf, die Schriftzeichen ähnlich sehen. Davon ausgehend und von der Verbindung jeglicher Information mit jeder anderen, kann man anhand dieser Schriftzeichen eine bestimmte Information einstellen, die das Mineral betrifft. Daraus folgt, dass in jedem Objekt der Information ein Informationsträger vorhanden ist, der Informationen über dieses Objekt enthält. Wenn man diese Forschung in die Ewigkeit befördert, kann man Objekteigenschaften erschaffen, und in der ewigen Entwicklung können sie entsprechend so sein, dass sie alle Anforderungen des ewigen Lebens des Menschen erfüllen.

Morphologie – vollkristallinisch, grobkörnig.

Chemische Formel – $KAlSi_3O_8$

Man muss sich auf der gesamten chemischen Formel konzentrieren.

Farbe des Mineals – hellgrau, gelblich, blaßrosa bis fleischrot.

Opazität – scheint durch, nicht durchsichtig.

Glanz – gläsern.

*Mohshärte – **6.***

Die Mohshärte muss man gedanklich verringern auf **5**.

Dichte – 2,5–2,7.

Die Dichte muss man gedanklich verringern auf **1,2**.

Zusatzinformation – ein Edel- und Schmuckstein.

Petarasit – 5164918988

Morphologie – plattenartige Kristalle.

Klasse – Silikate.

Chemische Formel – $Na_5Zr_2Si_6O_{18}(Cl,OH) * 2H_2O$.

Bei der chemischen Formel muss man sich auf den ersten beiden Symbolen «N», «a» konzentrieren.

Kristallsystem – monoklin.

Farbe des Minerals – orange, übergehend ins braun.

Man muss sich auf der orangenen Farbe des Minerals konzentrieren.

Opazität – halbdurchsichtig.

Glanz – gläsern.

Mohshärte – 5–5,5.

Die Mohshärte muss man gedanklich verringern auf **4**.

Dichte – 2,88.

Die Dichte muss man gedanklich verringern auf **1,8**.

Zusätzlich – ein seltenes Sammelmineral.

Perle - 2172843198

Morphologie – strahlige und tafelig angeordnete Kristalle des Kalziumkarbonats, die miteinander durch eine trochoide Masse dem Conchiolin verbunden sind;

Chemische Formel – $CaCO_3$

Es ist notwendig sich auf allen Symbolen der chemischen Formel zu konzentrieren.

Farbe des Minerals – weiß, blassblau, gelb, braun, grünlich, rosa bis schwarz;

Es ist notwendig sich auf der Farbe weiß des Minerals zu konzentrieren.

Opazität – von durchsichtig bis undurchsichtig;

Glanz – Perlmutterglanz

Mohshärte – 2,6–2,7

Es ist notwendig die Mohshärte gedanklich auf **2** zu verringern.

Bruch – schalig

Dichte – 2,6–2,7

Es ist notwendig die Dichte (g/cm³) gedanklich auf **1** zu verringern.

Zusatzinformation – Produkt organischer Herkunft, Ergebnis der Molluske-Aktivität; Zierstein;

Petzit – 3196485187

Morphologie – kleine isometrische Kristalle; in Form von massiven, körnigen Aggregaten.

Chemische Formel – Ag_3AuTe_2.

Man muss sich auf der gesamten chemischen Formel konzentrieren.

Kristallsystem – kubisch.

Farbe des Minerals – stahlgrau bis eisenschwarz, an der Oberfläche bronzegelb, schwarze Verfärbungen.

Strichfarbe – grau.

Opazität – nicht durchsichtig.

Glanz – metallisch.

*Mohshärte – **2,5–3**.*

Bruch – uneben, muschelig.

Tenazität – dehnbar bis zerbrechlich.

*Dichte – **8,7–9,4**.*

Die Dichte muss man gedanklich verringern bis **6**.

Zusatzinformation – ein seltenes Mineral – Tellurid von Silber und Gold. Kommt in den Gold- und Gold-Silber-Fundstätten vor.

Pezottait – 5896412987

Morphologie – hexagonale abgeflachte, stäbchenförmige Kristalle.

Klasse – Silikate.

Chemische Formel – **$CsLiBe_2Al_2Si_6O_{18}$**.

Bei der chemischen Formel muss man sich auf den ersten vier Symbolen konzentrieren «C», «s», «L», «i».

Kristallsystem – trigonal.

Farbe des Minerals – himbeerrot übergehend ins rosa.

Strichfarbe – farblos übergehend ins weiß.

Opazität – durchsichtig, halbdurchsichtig.

Glanz – gläsern.

*Mohshärte – **8**.*

Die Mohshärte muss man gedanklich verringern auf **7**.

Bruch – uneben, muschelig.

Tenazität – brüchig.

*Dichte – **2,97**.*

Die Dichte muss man gedanklich erhöhen auf **3,97**.

Zusatzinformation – ein Edelstein, ein Sammelmineral.

Pickeringit – 5186412197

Morphologie – nadelige, haarähnliche Kristalle; radialfaserige Aggregate, parallel faserige.

Klasse – Sulfate.

Chemische Formel – $MgAl_2(SO_4)_4 \cdot 22H_2O$.

Bei der chemischen Formel muss man sich auf den ersten beiden Symbolen konzentrieren «**M**», «**g**».

Kristallsystem – monoklin.

Farbe des Minerals – farblos, übergehend ins weiß, hellgelb, blaßrosa, grau; farblos in den inneren Reflexionen und in der Durchsicht.

Glanz – gläsern, seidig.

*Mohshärte – **1,5–2**.*

Die Mohshärte muss man gedanklich verringern auf **1**.

Bruch – muschelig.

*Dichte – **1,73 – 1,79**.*

Die Dichte muss man gedanklich verringern auf **1,2**.

Zusatzinformation – ein Sammelmineral.

Pyrargyrit – 5986412987

Morphologie – prismatische Kristalle, rhomboedrische, skalenoedrische; feste körnige Aggregate; Dendriten.

Chemische Formel – Ag_3SbS_3.

Man muss sich auf der gesamten chemischen Formel konzentrieren.

Kristallsystem – trigonal.

Farbe des Minerals – grelles rot, rötlich-grau bis bleigrau.

Strichfarbe – rosarot.

Opazität – halbdurchsichtig, durchscheinend.

Glanz – diamanten.

*Mohshärte – **2,5**.*

Die Mohshärte muss man gedanklich verringern auf **1**.

Bruch – uneben, muschelig, splitterig.

Tenazität – sehr brüchig.

*Dichte – **5,82**.*

Die Dichte muss man gedanklich verringern auf **4**.

Zusätzlich – ein seltenes Sammelmineral.

Pyrit – 3194812178

Morphologie - kubische, pentagondodekaedrische, seltener oktaedrische Kristalle.

Chemische Formel – FeS_2.

Man muss sich auf der gesamten chemischen Formel konzentrieren.

Kristallsystem – kubisch.

Farbe des Minerals – goldgelb, strohgelb, messinggelb.

Strichfarbe – grünlich-schwarz, braunschwarz.

Opazität – nicht durchsichtig.

Bruch – uneben, muschelig.

Glanz – metallisch.

Mohshärte – **6–6,5.**

Die Mohshärte muss man gedanklich verringern auf **5**.

Dichte – **4,9–5,2.**

Die Dichte muss man gedanklich verringern auf **4,1**.

Zusatzinformation – Halbedelstein.

Pyrobelonit – 5189142187

Ein Mineral der Gruppe der Dekluasite.

Chemische Formel – $PbMn_2 + VO_4(OH)$.

Man muss sich auf der gesamten chemischen Formel konzentrieren.

Kristallsystem – rhombisch.

Farbe des Minerals – rot.

Strichfarbe – orange-gelb, rötlich-orange.

Opazität – durchsichtig.

Glanz – diamanten.

*Mohshärte – **3,5**.*

Die Mohshärte muss man verringern auf **2**.

Bruch – muschelig.

Tenazität – brüchig.

*Dichte – **5,377**.*

Die Dichte muss man verringern auf **4,2**.

Zusätzlich – ein Sammelmineral.

Polymorphit – 5896412987

Morphologie – in Form prismatischer, stäbchenförmiger, nadeliger Kristalle; nierenförmige, ballförmige Aggregate.

Chemische Formel – $Pb_5(PO_4)_3Cl$.

Man muss sich auf der gesamten chemischen Formel konzentrieren.

Kristallsystem – hexagonal.

Farbe des Minerals – grün, dunkelgrün, gelb, grünlich-gelb, braun.

Man muss sich auf der grünen Farbe des Minerals konzentrieren.

Strichfarbe – weiß, gelblich.

Man muss sich auf der weißen Strichfarbe des Minerals

konzentrieren.

Opazität – durchsichtig, halbdurchsichtig.

Glanz – diamanten, harzig.

Man muss sich auf dem diamantenen Glanz des Minerals konzentrieren.

Mohshärte – 3,5 – 4.

Die Mohshärte muss man gedanklich verringern auf 2.

Bruch – uneben, ähnlich dem muscheligen.

Tenazität – brüchig.

Dichte – 7,04.

Die Dichte muss man gedanklich erhöhen auf **8**.

Zusätzlich – Bleiquelle, ein Sammelmineral.

Pyrop – 5482913196

Eine rote Variation von Granat.

Morphologie – isometrische Kristalle und Körner.

Chemische Formel – $Mg_3Al_2Si_3O_{12}$.

Bei der chemischen Formel muss man sich auf den ersten drei Symbolen konzentrieren «**M**», «**g**», «**3**».

Kristallsystem – kubisch.

Farbe des Minerals – rot, lilarot, helllila, schwarzbraun, himbeerrot, kirschrot, violett.

Man muss sich auf der violetten Farbe des Minerals konzentrieren.

Strichfarbe – weiß.

Opazität – durchsichtig, durchscheinend.

Glanz – harzig, gläsern.

Mohshärte – 7–7,5.

Die Mohshärte muss man gedanklich vergrößern auf **8**.

Bruch – uneben, muschelig.

Dichte – 3,5.

Die Dichte muss man gedanklich vergrößern auf **4**.

Zusatzinformation – ein Edelstein.

Pyrrotin – 5871942986

Morphologie – stäbchenförmige, säulenförmige, pyramidale Kristalle.

Klasse – Sulfid.

Chemische Formel – $Fe_{1-x}S$. *Mögliche Beimischungen* **Co, Ni, Cu, Pt.**

Man muss sich auf der gesamten chemischen Formel konzentrieren.

Kristallsystem – monoklin.

Farbe des Minerals – bronze, bronzebraun, bronzerot, dunkelbraun.

Man muss sich auf der bronzenen Farbe des Minerals konzentrieren.

Strichfarbe – dunkel-gräulich, schwarz.

Opazität – nicht durchsichtig.

Glanz – metallisch.

*Mohshärte – **3,5 – 4**.*

Die Mohshärte muss man gedanklich verringern auf **3**.

*Dichte – **4,58–4,65**.*

Die Dichte muss man gedanklich verringern auf **3,1**.

Zusatzinformation – Nickel-, Kobalt-, Kupfer- oder Platinquelle, unter der Bedingung, wenn es mit entsprechenden Beimischungen angereichert ist, wird ebenso in unterschiedlichen Industriezweigen eingesetzt.

Platin – 4896412987

Morphologie – in Form von unregelmäßig geformten Körnern, selten in Form von kleinen Kristallen kubischer Form.

Klasse – gediegene Elemente.

*Chemische Formel – **Pt**.*

Man muss sich auf den Symbolen der chemischen Formel konzentrieren.

Kristallsystem – kubisch.

Farbe des Minerals – stahlgrau, übergehend ins dunkelgrau.

Strichfarbe – stahlgrau, übergehend ins dunkelgrau.

Opazität – nicht durchsichtig.

Glanz – metallisch.

*Mohshärte – **4–4,5**.*

Die Mohshärte muss man gedanklich verringern auf **3**.

Bruch – gezackt.

Tenazität – dehnbar.

*Dichte – **14–19**.*

Die Dichte muss man gedanklich verringern auf **11**.

Zusätzlich – wird in der Technik verwendet, sowie in der Schmuckindustrie und der Zahnheilkunde.

Phenakit – 5948916947

Morphologie – rhomboedrische oder kurzsäulenförmige Kristalle.

Chemische Formel – Be_2SiO_4, *mit Beimischungen* **Mg, Ca, Al, Na.**

Man muss sich auf der gesamten chemischen Formel konzentrieren.

Kristallsystem – trigonal.

Farbe des Minerals – farblos, schwach gefärbt in weingelb, rosa, braun.

Strichfarbe – weiß.

Opazität – durchscheinend.

Glanz – fettig, gläsern.

*Mohshärte – **7,5**.*

Die Mohshärte muss man gedanklich verringern auf **6**.

Bruch – muschelig.

*Dichte – **2,96–3**.*

Die Dichte muss man gedanklich verringern auf **1**.

Zusätzlich – Berylliumerz. Ein Edelstein, oft als Nachahmung von Diamanten. Unter Einwirkung von Sonnenlicht geht die Farbe verloren und das Mineral wird farblos.

Prasem – 5934812987

Ein grünes transparentes Quarz.

Chemische Formel – **SiO_2**.

Man muss sich auf der gesamten chemischen Formel konzentrieren.

Kristallsystem – trigonal.

Farbe des Minerals – grün.

Strichfarbe – weiß.

Opazität – durchsichtig, durchscheinend, nicht durchsichtig.

Glanz – gläsern.

Mohshärte – 7.

Die Mohshärte muss man vergrößern auf **7,6**.

Bruch – muschelig.

*Dichte – **2,6**.*

Die Dichte muss man erhöhen auf **8**.

Zusatzinformation – Halbedelstein.

Prasiolith – 8913485741

Ein künstlich veredelter Amethyst, der seine Farbe in grün geändert hat durch Kalzinierung bei 500 °C.

Bei diesem Mineral sieht man, dass wenn man die Kalzinierung bei 500° C durchführt, sich die Farbe ändert. Wenn man dieses Steuerungssystem in der Realität in das Informationssystem überführt, das die Struktur der ewigen Entwicklung im Bewusstsein formt, kann man sehen, dass wenn man Trainings durchführt, die sich auf die reelle Steuerung der physischen Materie beziehen auf Grundlage von z.B. des Trainings über Minerale, wird das Bewusstsein auch aktiver und bewältigt die Aufgabe der Steuerung der physischen Materie effektiver, d.h. eine bestimmte Struktur des Bewusstseins und der Wahrnehmung verändert sich, darunter auch die Farbstruktur. Wenn man den Ansatz der Kontrolle der Lichtstruktur des Bewusstseins verwendet, kann man die Bewegungsgeschwindigkeit steuern und schneller die Kontrolle auf physischer Ebene erreichen.

Chemische Formel – SiO_2.

Man muss sich auf der gesamten chemischen Formel konzentrieren.

Kristallsystem – trigonal.

Farbe des Minerals – lauchgrün.

Strichfarbe – weiß.

Opazität – durchsichtig oder halbdurchsichtig.

Mohshärte – 7.

Die Mohshärte muss man gedanklich verringern auf **5**.

Bruch – muschelig.

Tenazität - brüchig.

*Dichte – **2,65**.*

Die Dichte muss man gedanklich verringern auf **1**.

Zusätzlich – ein Zierstein.

Prehnit - 5843712948

Morphologie – stäbchen- und kurzsäulenförmige Aggregate, dichte Massen, nierenförmige Strukturen mit radial-faserigem Aufbau, selten wohlgeformte Kristalle.

Chemische Formel – $Ca_2Al(Si_3Al)O_{10}(OH)_2$.

Man muss sich auf den ersten beiden Symbolen der chemischen Formel konzentrieren.

Kristallsystem – rhombisch.

Farbe des Minerals – farblos übergehend ins grau, hellgelb, grünlich-gelb, gelbgrün, salatgrün, weiß.

Strichfarbe – weiß.

Opazität – halbdurchsichtig.

Glanz – gläsern, leicht perlmuttern.

*Mohshärte – **6–6,5**.*

Die Mohshärte muss man gedanklich verringern auf **5**.

Bruch – uneben.

Tenazität – brüchig.

Dichte – **2,8–2,95.**

Die Dichte muss man gedanklich verringern auf **2,1.**

Zusatzinformation – ein Zierstein.

Pseudomalachit - 3896412987

Morphologie – in Form konzentrisch-gebänderten Sphärolithen, nierenförmigen Aggregaten mit radial-strahlenförmiger Struktur, bildet selten prismatische, plattenförmige, nadelige Kristalle.

Chemische Formel – $Cu_5(PO_4)_2(OH)_4.$

Bei der chemischen Formel muss man sich auf den ersten beiden Symbolen «**C**», «**u**» konzentrieren.

Kristallsystem – monoklin.

Farbe des Minerals – tiefes dunkles smaragdgrün bis schwarzgrün, oft gepunktet, blaugrün, grün, dunkelgrün, grünlich-schwarz, grün übergehend ins hellblau-grün in den inneren Reflexionen und in der Durchsicht.

Man muss sich auf der dunklen smaragdgrünen Farbe des Minerals konzentrieren.

Strichfarbe – helles blaugrün, blasser als die Farbe des Minerals.

Opazität – halbdurchsichtig.

Glanz – gläsern, nahe dem fettigen, seidig.

*Mohshärte – **4–4,5**.*

Die Mohshärte muss man gedanklich verringern auf **2**.

Bruch – eben, muschelig.

*Dichte – **3,6–4,34**.*

Die Dichte muss man gedanklich verringern auf **1**.

Zusatzinformation – ein exotischer dekorativer Stein. Die Krümel werden verwendet zur Herstellung eines sehr schönen mineralischen Pigments.

Purpurit - 8941297845

Morphologie – in Körnern, dichte Massen, seltene lila Kristalle des Purpurits der Größe bis zu 1 cm.

Chemische Formel – $(Mn^{3+}, Fe^{3+})PO_4$.

Bei der chemischen Formel muss man sich auf dem Symbol konzentrieren «**M**».

Kristallsystem – rhombisch.

Farbe des Minerals – rosa übergehend ins rosarot.

Strichfarbe – purpur, greller als die Farbe des Minerals.

Opazität – nicht durchsichtig.

Glanz – stumpf, matt.

*Mohshärte – **4–4,5**.*

Die Mohshärte muss man gedanklich erhöhen auf **5**.

Bruch – uneben.

Mohshärte – brüchig.

Dichte – 3,2–3,4.

Die Dichte muss man gedanklich vergrößern auf **7,8**.

In diesem Fall kann man durch sein Bewusstsein betrachten, dass eine Erhöhung der Dichte es ermöglicht, im Bewusstsein Schutzsysteme zu bilden, die den Körper vor irgendwelchen harten Elementen der Außenwelt oder vor schnellen derben Elementen schützen.

Zusätzlich – ein Sammelmineral, ein Zier- und Edelstein.

Q

Quarz – 4812172194

Eine große Familie der Minerale.

Morphologie – Kristalle; feste Massen von unterschiedlicher Dichte, feinfaserig, sphärolithisch, Sinter- und erdige Aggregate.

Chemische Formel – SiO_2.

Man muss sich auf der gesamten chemischen Formel des Minerals konzentrieren.

Kristallsystem – trigonal.

Farbe des Minerals – ist selbst farblos oder weiß durch die Spaltrisse, durch Beimischungen können verschiedenste Farbe dazukommen (lila, rosa, schwarz, gelb, braun, grün, orange usw.).

Strichfarbe – weiß.

Opazität – durchsichtig, halbdurchsichtig.

Man muss sich auf der Charakteristik des Minerals konzentrieren - durchsichtig.

Glanz – gläsern.

Mohshärte – 7.

Die Mohshärte muss man gedanklich verringern auf **6**.

Bruch – uneben, muschelig.

Tenazität – brüchig.

Dichte – 2,65.

Die Dichte muss man gedanklich verringern auf **2**.

Zusatzinformation – elektrische Eigenschaften des Minerals: Piezokristall, Pyroelektrikum.

R

Rauchquarz – 4872916489

Ein Rauchkristall.

Morphologie – Drusen und Kristalle unterschiedlicher Größe.

Chemische Formel – SiO_2.

Man muss sich auf der gesamten chemischen Formel konzentrieren.

Kristallsystem – trigonal.

Farbe des Minerals – braun, grau, schwarz.

Bruch – muschelig.

Glanz – gläsern.

Mohshärte – 7.

Die Mohshärte muss man gedanklich verringern auf **6**.

Dichte – 2,65.

Die Dichte muss man gedanklich verringern auf **2,2**.

Zusätzlich – ein Zier- und Edelstein.

Rhodonit – 5484817984

Orletz.

Morphologie – isometrische stäbchenförmige und prismatische Kristalle.

Chemische Formel – $Mn^{2+}SiO_3$.

Man muss sich auf der gesamten chemischen Formel konzentrieren.

Kristallsystem – triklin.

Farbe des Minerals – rot, rosa, rotbraun, grau, es gibt schwarze Flecken und Äderchen von Manganhydroxid.

Strichfarbe – weiß.

Opazität – durchsichtig, halbdurchsichtig.

Glanz – gläsern, perlmuttern.

Mohshärte – 5,5–6,5.

Die Mohshärte muss man gedanklich erhöhen auf **6,8**.

Bruch – uneben, muschelig.

Dichte – 3,57–3,76.

Die Dichte muss man gedanklich erhöhen auf 3,8.

Zusätzlich – ein Halbedelstein.

Rodochrosit – 5812943978

Morphologie – rhomboedrische und skalenoedrische Kristalle, kugelförmige und nierenförmige Aggregate, körnige und feste Massen.

Chemische Formel – $MnCO_3$.

Bei der chemischen Formel muss man sich auf den ersten beiden Symbolen «**M**», «**n**» konzentrieren.

Kristallsystem – trigonal.

Farbe des Minerals – weiß, rosa, himbeerrot, grau, rot, braun, braunschwarz, farblos.

Strichfarbe – weiß.

Opazität – durchsichtig, halbdurchsichtig.

Glanz – gläsern, perlmuttern.

Man muss sich auf dem perlmutternen Glanz des Minerals konzentrieren.

Mohshärte – 3,5–4.

Die Mohshärte muss man gedanklich verringern auf **3**.

Bruch – muschelig oder uneben-stufig.

Tenazität – brüchig.

Dichte – 3,7.

Die Dichte muss man gedanklich verringern auf **2**.

Zusätzlich – ein Halbedelstein.

Rosaquarz – 3184918947

Morphologie – in Form von massiven Aggregaten oder festen kristallinen Massen.

Chemische Formel – SiO_2.

Bei der chemischen Formel muss man sich auf dem ersten Symbol «S» konzentrieren.

Kristallsystem – trigonal.

Farbe des Minerals – rosa.

Strichfarbe – weiß.

Opazität – durchsichtig, durchscheinend, nicht durchsichtig.

Bruch – muschelig.

Glanz – gläsern.

Mohshärte – 7.

Die Mohshärte muss man gedanklich vergrößern auf **8**.

Dichte – 2,6.

Die Dichte muss man gedanklich vergrößern auf **3**.

Zusätzlich – ein Halbedelstein.

Rosolith – 5984712984

Rosa Grossular.

Chemische Formel – $Ca_3Al_2(SiO_4)_3$.

Bei der chemischen Formel muss man sich auf den ersten beiden

Symbolen «**C**», «**a**» konzentrieren.

Kristallsystem – kubisch.

Farbe des Minerals – rosa.

*Mohshärte – **6,5–7**.*

Die Mohshärte muss man gedanklich verringern auf **5**.

*Dichte – **3,594**.*

Die Dichte muss man gedanklich verringern auf **2**.

Zusätzlich – ein Zierstein. Selten.

Rubellit – 5482913964

Eine Variation von Turmalin.

Morphologie – säulen- und nadelförmige Kristalle, radialstrahlenförmige Aggregate.

Chemische Formel – $Na(Al_{1,5}Li_{1,5})Al_6(BO_3)_3Si_6O_{18}(OH)_4$.

Bei der chemischen Formel muss man sich auf den beiden Symbolen «**N**», «**a**» konzentrieren.

Kristallsystem – trigonal.

Farbe des Minerals – rosa, dunkelrosa, himbeerrot, bis lilarot, rot, dunkelrot.

Strichfarbe – weiß.

Opazität – durchsichtig, durchscheinend.

Bruch – muschelig, eben.

Glanz – harzig, glasig.

*Mohshärte – **7–7,5**.*

Die Mohshärte muss man gedanklich verringern auf **5.**

*Dichte – **2,9-3,26.***

Die Dichte muss man gedanklich verringern auf **1.** Dann muss man die Dichte gedanklich erhöhen bis zur Obergrenze **3,26.**

Zusatzinformation – ein Zierstein. Hat piezo- und thermoelektrische Eigenschaften.

Rubin – 2174985948

Ein roter und purpurner Korund.

Morphologie – kurzstäbchenförmige Kristalle mit gut ausgebildeten Grenzflächen.

Chemische Formel – $Al_2O_3\,Cr^{3+}$

Bei der chemischen Formel muss man sich auf dem ersten Symbol «**A**» konzentrieren.

Kristallsystem – trigonal.

Farbe des Minerals – rot, purpur, mit brauner Tönung, lila. Die Farbe von natürlichem Rubin, im Gegensatz zum Künstlichen, ist uneben und hat zonalen Charakter.

Man muss sich auf der purpurnen Farbe des Minerals konzentrieren.

Strichfarbe – weiß.

Opazität – durchsichtig.

Bruch – uneben, muschelig.

Glanz – perlmuttern, gläsern.

*Mohshärte – **9.***

Die Mohshärte muss man gedanklich erhöhen ohne Grenzen zu setzen.

*Dichte – **3,98–4,10.***

Die Dichte muss man gedanklich erhöhen auf **5**.

Zusatzinformation – ein edler Zierstein.

Versuchen Sie, gedanklich in die innere Struktur des Rubins einzutauchen und Sie können sehen, wie sich aus diesem Stein die Rauminformation entwickelt, und man kann die Entwicklung der Information von bewohnten Welten sehen. Hieraus kann man erkennen, dass man die Koordinaten eines beliebigen Raums wo es Leben gibt durch die Mineralstruktur ermitteln kann. Und im System der allgemeinen Wechselwirkungen eines Elementes mit der Information mit einem anderen System und einem anderen Element der Information kann man sehen, dass man durch den Rubin die Struktur der Erschaffung der physischen Realität wahrnehmen kann und wie ein bestimmtes Mineral an der Erschaffung dieser physischen Realität beteiligt ist. Warum er ausgerechnet so erschaffen wurde und warum er ausgerechnet diese Eigenschaften hat. Daraus kann man die Eigenschaften des äußeren kosmischen Raums ableiten, der frei von Mineralen ist, und entsprechend die gegebenen Technologien für die Steuerung in Richtung der ewigen Entwicklung anwenden.

Rutil – 5182174986

Morphologie – Kristalle mit prismatischer, stäbchenförmiger und nadeliger Form.

Chemische Formel – TiO_2, mit Beimischungen von **Fe, Ta, Nb, Cr, V, Sn**.

Bei der chemischen Formel muss man sich auf den ersten beiden Symbolen «T», «i» konzentrieren.

Kristallsystem – tetragonal.

Farbe des Minerals – braunrot, blutrot, bräunlich-gelb, gelb, strohgelb, gräulich-schwarz, schwarz, braun, manchmal auch lila, hellblau, weiß.

Strichfarbe – grauschwarz, blaßbraun, hellgelb.

Opazität – halbdurchsichtig, durchsichtig, nicht durchsichtig.

Glanz – diamanten bis metallisch.

Mohshärte – **6–6,5**.

Die Mohshärte muss man gedanklich verringern auf **5**.

Bruch – uneben, muschelig, nahe dem muscheligen.

Tenazität – brüchig.

Dichte – **4,23**.

Die Dichte muss man gedanklich verringern auf 2.

Zusätzlich – eine der Rohstoffquellen für die Titanherstellung. Ein Zier- und Schmuckstein.

S

Sapphir – 5843712987

Ein blauer und hellblauer Korund. Synonym – ein blauer Edelstein.

Morphologie – hexagonale Dipyramiden, fassförmige Kristalle, rhomboedrische und stäbchenförmige Kristalle.

Chemische Formel – Al_2O_3.

Man muss sich auf der gesamten chemischen Formel konzentrieren.

Kristallsystem – trigonal.

Farbe des Minerals – blaßrosa, grelles hellblau, von blaßen hellblau bis indigoblau, farblos, gelb, orange, braun, grün, lila.

Strichfarbe – weiß.

Opazität – durchsichtig.

Bruch – uneben, muschelig.

Glanz – perlmuttern, gläsern.

Mohshärte – 9.

Die Mohshärte muss man gedanklich verringern auf **8**.

Dichte – **3,98–4,10**.

Die Dichte muss man gedanklich verringern auf **3,8**.

Zusätzlich – ein Zierstein.

Sanidin – 5184916987

Morphologie – stäbchenförmige Kristalle mit quadratischem Querschnitt, nadelig in den Sphärolithen.
Chemische Formel – $K(AlSi_3)O_8$.
Man muss sich auf der gesamten chemischen Formel konzentrieren.
Kristallsystem – monoklin.
Farbe des Minerals – farblos, weiß, grau, gelblich-weiß, rötlich-weiß.
Strichfarbe – weiß.
Opazität – durchsichtig, halbdurchsichtig.
Glanz – gläsern.
Mohshärte – **6.**
Die Mohshärte muss man gedanklich verringern auf **5.**
Bruch – uneben, muschelig.
Tenazität – brüchig.
Dichte – **2,56–2,6.2.**
Die Dichte muss man gedanklich verringern auf **2.**
Radioaktivität – **152.94.**
Zusatzinformation – ein Sammelmineral.

Scheelit – 5194812194

Morphologie – Kristalle von pseudooktaedrischem Aussehen, manchmal stäbchenförmig.

Chemische Formel – $CaWO_4$, *typische Beimischungen* – **Mo, Nb, Ta.**

Man muss sich auf der gesamten chemischen Formel konzentrieren.

Kristallsystem – **tetragonal.**

Farbe des Minerals – *Farbe einer Sonnenbräune, goldgelb, farblos, weiß, grünlich, dunkelbraun; farblos in den inneren Reflexionen und in der Durchsicht.*

Strichfarbe – *weiß.*

Opazität – *durchsichtig, nicht durchsichtig.*

Glanz – *diamanten, gläsern.*

Mohshärte – **4,5–5.**

Die Mohshärte muss man gedanklich verringern auf **3.**

Bruch – *uneben, nahe dem muscheligen.*

Dichte – **6,1.**

Die Dichte muss man gedanklich verringern auf **4,1.**

Zusätzlich – *eine Quelle für Wolfram. Ein Sammelmineral.*

Schörl – 8954975814

Schwarzer Turmalin.

Morphologie – *lang- bis kurzsäulenförmige Kristalle, nadelige Aggregate, körnige und dichte Massen.*

Chemische Formel – $Na(Fe^{2+})_3Al_6(BO_3)_3Si_6O_{18}(OH)_4.$

Bei der chemischen Formel muss man sich auf den ersten beiden

Symbolen «**N**», «**a**» konzentrieren.

Kristallsystem – trigonal.

Farbe des Minerals – rabenschwarz bis schwarz, manchmal bräunlich-schwarz, selten grünlich-schwarz.

Strichfarbe – weiß (von gräulich-weiß bis hellblau-weiß).

Opazität – durchscheinend, nicht durchsichtig.

Bruch – uneben, muschelig.

Glanz – matt, gläsern.

Mohshärte – 7–7,5.

Die Mohshärte muss man gedanklich verringern auf **6**.

Dichte – 3,3.

Die Dichte muss man gedanklich verringern auf **2,2**.

Tenazität – brüchig.

Elektrische Eigenschaften des Minerals – pyroelektrisch und piezoelektrisch.

Zusätzlich – ein Sammelmineral. Ein Zier- und Halbedelstein.

Spinell – 8974912986

Morphologie – oktaedrische und dodekaedrische Kristalle.

Chemische Formel – $MgAl_2O_4$.

Man muss sich auf der gesamten chemischen Formel konzentrieren.

Kristallsystem – kubisch.

Farbe des Minerals – schwarz, blau, rot, lila, grün, braun, rosa.

Man muss sich auf der blauen Farbe des Minerals konzentrieren.

Strichfarbe – gräulich-weiß.

Opazität – durchsichtig, halbdurchsichtig.

Glanz – gläsern.

Mohshärte – 7,5–8.

Die Mohshärte muss man gedanklich verringern auf **6**.

Bruch – uneben, eben, muschelig.

Tenazität – brüchig.

Dichte – 3,6–4,1.

Die Dichte muss man gedanklich verringern auf **2**.

Zusätzlich – ein Edelstein.

Schungit – 3780642198

Hat sich gebildet aus organischen Bodensedimenten.

Chemische Formel – **C**.

Man muss sich auf dem Symbol «C» bei der chemischen Formel konzentrieren.

Kristallsystem – tetragonal.

Farbe des Minerals – schwarz, dunkelgrau, braun.

Man muss sich auf der braunen Farbe des Minerals konzentrieren.

Mohshärte – 3,5–4.

Die Mohshärte muss man gedanklich verringern auf **4,8**.

Bruch – stufig.

*Dichte – **2,1–2,4**.*

Die Dichte muss man gedanklich vergrößern auf **2,6**.

Zusätzlich – eine Mischung verschiedener Kohlenstoffallotrope, dessen kleine Gitter durch amorphen Kohlenstoff verbunden sind.

Smaragd - 3182142178

Grüne Ausbildungsform des Berylls

Morphologie – separate Kristalle, Verwachsungen. Prismatische Kristalle mit kurzen und leicht länglichen Prismen;

Chemische Formel – $Be_3Al_2Si_6O_{18}$; *mit Beimischung* **Cr, V, Fe;**

Es ist notwendig sich bei der chemischen Formel auf den ersten sechs Symbolen zu konzentrieren, das heißt auf „**B**", „**e**", dem Index „**3**", „**A**", „**l**", dem Index „**2**".

Kristallsystem – hexagonal

Farbe des Minerals – unterschiedliche grüne Farbtöne;

Strichfarbe – weiß

Opazität – durchsichtig

Glanz – Glasglanz

*Mohshärte – **7,5–8***

Es ist notwendig die Mohshärte gedanklich auf **7,1** zu verringern.

Bruch – uneben, muschelig;

Tenazität – sehr spröde

*Dichte – **2,69–2,78***

Es ist notwendig die Dichte (g/cm³) gedanklich auf **0,8** zu verringern.

Zusatzinformation – Zierstein, Edelstein erster Klasse;
Bei der Arbeit mit dem Smaragd müssen Sie versuchen unterschiedliche grüne Farbtöne gedanklich zu verbinden, um daraus eine bestimmte Informationssphäre zu erhalten, die den Smaragd selbst produziert. So werden Sie durch Willensstärke gedanklich die informativen Eigenschaften des Smaragds beeinflussen. Dieser Stein wird in der Steuerung plastisch und man wird auf diese Art und Weise erkennen können, wie man aus dem Bewusstsein auf ein beliebiges Mineral einwirken kann und informative Eigenschaften der Wechselwirkung des gegebenen Minerals so lenken kann, dass diese Eigenschaften Sie in Richtung der ewigen Entwicklung befriedigen. Daraus folgt, dass jedes beliebige Objekt der Realität in Richtung der ewigen Entwicklung, des ewigen Lebens von Allen lenkbar ist.

Saphirin – 3648917984

Hellblaue, blaue, helllilane Variation von Chalcedon.
Morphologie – Kristalle mit unbestimmter Form, nahe der isometrischen, manchmal stäbchenförmigen.
Chemische Formel – $Mg_4(Mg_3Al_9)O_4[Si_3Al_9O_{36}]$.
Bei der chemischen Formel muss man sich auf den ersten drei Symbolen konzentrieren: «**M**», «**g**», Index «**4**».

Kristallsystem – monoklin.

Farbe des Minerals – hellblau, blaugrau, grün, grünlich-grau, selten gelbbraun oder rosa.

Strichfarbe – farblos.

Opazität – durchsichtig.

Glanz – gläsern.

Mohshärte – 7,5.

Die Mohshärte muss man gedanklich verringern auf **6**.

Bruch – uneben, ähnlich dem muscheligen.

Dichte – 3,4–3,5.

Die Dichte muss man gedanklich verringern auf **2**.

Zusätzlich – ein Zier- und Halbedelstein.

Sardonyx – 8947912949

Eine Variation des Onyx.

Chemische Formel – SiO_2.

Man muss sich auf der gesamten chemischen Formel konzentrieren.

Farbe des Minerals – ein Wechsel von weißen und braunen Streifen.

Strichfarbe – weiß.

Opazität – durchscheinend, nicht durchsichtig.

Bruch – muschelig.

Glanz – wächsern.

Mohshärte – 7.

Die Mohshärte muss man gedanklich verringern auf **5**.

Dichte – 2,59–2,61.

Die Dichte muss man gedanklich verringern auf **2**.

Zusatzinformation – ein Halbedelstein.

Selenit – 3968948718

Eine Variation von Gips mit seidigem Schimmer..

Morphologie - faserige und blättrige Aggregate.

Klasse – Sulfate.

Chemische Formel – $CaSO_4 * 2H_2O.$

Man muss sich auf dem ersten Symbol der chemischen Formel «**C**» konzentrieren.

Kristallsystem – monoklin.

Farbe des Minerals – blaßgelb.

Glanz – seidig.

Opazität – scheint durch.

Mohshärte – 1,5–2.

*Die Mohshärte muss man gedanklich verringern auf **0,8**.*

Dichte – 2,3.

Die Dichte muss man gedanklich verringern auf **1**.

Zusätzlich – ein Halbedelstein.

Seraphinit – 5497916948

Ein grüner Klinochlor mit silbrigem Schillern.

Morphologie – schlecht geformte säulenartige, stäbchenförmige Kristalle.

Chemische Formel – $Mg_6Si_4O_{10}(OH)_8$.

Man muss sich auf den ersten beiden Symbolen der chemischen Formel konzentrieren: «**M**», «**g**».

Kristallsystem – monoklin.

Farbe des Minerals – grün, dunkelgrün.

Mohshärte – 2–2,5–3.

Die Mohshärte muss man gedanklich verringern auf **1**.

Dichte – 2,6–3,02.

Die Dichte muss man gedanklich verringern auf **1,2**.

Zusatzinformation – ein Halbedelstein.

Serpentin – 5896412987

Ein gesteinbildendes Mineral.

Morphologie – Die Form der Kristalle ist faserig, blättrig.

Chemische Formel – $Mg_6[Si_4O_{10}](OH)_8$.

Man muss sich gedanklich auf den ersten beiden Symbolen «**M**», «**g**» der chemischen Formel konzentrieren.

Kristallsystem – monoklin.

Farbe des Minerals – grün, dunkel, schwarzgrün, gelb, fleckig (wie eine Schlangenhaut).

Strichfarbe – weiß.

Opazität – durchsichtig, scheint durch.

Glanz – matt.

*Mohshärte – **2,5–3–3,5**.*

Die Mohshärte muss man gedanklich verringern auf **1,2**.

Bruch – muschelig, uneben.

*Dichte – **2,5—2,7**.*

Die Dichte muss man gedanklich verringern auf **1**.

Zusatzinformation – die Halbedelsteinvariation davon ist – Schlangenstein.

Skapolith - 5896412987

Morphologie – in Form von in der Längsachse langgezogenen, gut ausgebildeten prismatischen Kristallen mit einer parallelen Schraffierung an den Rändern .

Chemische Formel – **$(Na,Ca)_4(Si,Al)_{12}O_{24}(Cl,CO_3,SO_4)$.**

Bei der chemischen Formel muss man sich auf den beiden Symbolen «**N**», «**a**» konzentrieren.

Kristallsystem – tetragonal.

Farbe des Minerals – farblos, weiß, grau, gelb, rosa, lila, hellblau, orangebraun, braun.

Man muss sich auf der weißen Farbe des Minerals konzentrieren.

Opazität – durchsichtig, durchscheinend, nicht durchsichtig.

Bruch – uneben, muschelig.

Glanz – fettig, perlmuttern, gläsern.

Man muss sich auf dem perlmutternen Glanz konzentrieren.

*Mohshärte – **5–6.***

Die Mohshärte muss man gedanklich verringern auf **4**.

*Dichte – **2,50–2,62.***

Die Dichte muss man gedanklich verringern auf **1**.

Zusätzlich – ein Sammelmineral.

Skolezit – 5194812164

Morphologie – dünne prismatische, nadelige Kristalle; strahlenförmige, radial-strahlenförmige Aggregate.

*Chemische Formel – **$Ca(Si_3Al_2)O_{10} \cdot 3H_2O$**.*

Man muss sich auf den ersten beiden Symbolen der chemischen Formel konzentrieren, auf «**C**», «**a**».

Kristallsystem – monoklin.

Farbe des Minerals – farblos, weiß.

Strichfarbe – weiß.

Opazität – durchsichtig, halbdurchsichtig.

Glanz – gläsern, seidig.

*Mohshärte – **5–5,5.***

Die Mohshärte muss man vergrößern auf **5,98**.

Bruch – uneben.

Tenazität – brüchig.

*Dichte – **2,25–2,29.***

Die Dichte muss man erhöhen auf **3.**

Zusätzlich – ein Sammelmineral.

Smithsonit - 5897412984

Morphologie – rhomboedrische, skalenoedrische (linsenförmige) Kristalle mit gebogenen und rauen Kanten.

Chemische Formel – **$ZnCO_3$**.

Man muss sich auf der gesamten chemischen Formel konzentrieren.

Kristallsystem – trigonal.

Farbe des Minerals – weiß, grau, gelb, grün, übergehend ins apfelgrün, blau, rosa, purpur, hellblau-grau, braun; farblos.

Man muss sich auf der weißen Farbe des Minerals konzentrieren.

Strichfarbe – weiß.

Opazität – halbdurchsichtig.

Glanz – gläsern, perlmuttern.

*Mohshärte – **4–4,5.***

Die Mohshärte muss man gedanklich verringern auf **3.**

Bruch – uneben, nahe dem muscheligen.

Tenazität – brüchig.

*Dichte – **4,42 – 4,44.***

Die Dichte muss man gedanklich verringern auf **3,1.**

Zusätzlich – ein Sammelmineral.

Sodalith - 5896412987

Morphologie – *isometrische Kristalle, selten von rhombododekaedrischem Antlitz.*

Chemische Formel – $Na_4Si_3Al_3O_{12}Cl$.

Man muss sich auf den ersten beiden Symbolen der chemischen Formel konzentrieren: «**N**», «**a**».

Kristallsystem – *kubisch.*

Farbe des Minerals – *farblos, weiß, hellgelb, grün, hell, übergehend ins sehr dunkle blau, grau, rosa übergehend ins lila.*

Man muss sich auf der weißen Farbe des Minerals konzentrieren.

Strichfarbe – *weiß.*

Opazität – *durchsichtig, halbdurchsichtig.*

Glanz – *gläsern, fettig.*

Man muss sich auf dem fettigen Glanz konzentrieren.

Mohshärte – **5,5–6.**

Die Mohshärte muss man während der Handlung des Bewusstseins verringern auf **4.**

Bruch – *uneben, muschelig.*

Tenazität – *brüchig.*

Dichte – **2,73.**

Die Dichte muss man während der Handlung des Bewusstseins verringern auf **1.**

Zusatzinformation – *ein Halbedelstein. Wird verwendet in der*

Radioelektronik.

Spessartin – 5182174198

Eine Variation von Granat.

Morphologie – gut ausgebildete rhombodode-kaedrische, tetrakisoktaedrische, eingesprengte Kristalle, kompakte Massen, Körner.

Chemische Formel – $Mn^{2+}_3Al_2Si_3O_{12}$.

Man muss sich auf den ersten beiden Symbolen der chemischen Formel konzentrieren «**M**», «**n**».

Kristallsystem – kubisch.

Farbe des Minerals – rot, rötlich-orange, gelblich-braun, rötlich-braun, oder braun.

Strichfarbe – weiß.

Opazität – durchsichtig, halbdurchsichtig.

Glanz – gläsern.

*Mohshärte – **6,5–7,5**.*

Die Mohshärte muss man gedanklich verringern auf **5**.

Bruch – nahe dem muscheligen

Tenazität – brüchig.

*Dichte – **4,12–4,32**.*

Die Dichte muss man gedanklich verringern auf **3**.

Zusätzlich – ein Zierstein. Schleifmaterial.

Spodumen – 2987412964

Morphologie – langprismatische Kristalle, oft abgeflacht.

Chemische Formel – $LiAlSi_2O_6$.

Man muss sich auf der gesamten chemischen Formel konzentrieren.

Kristallsystem – monoklin.

Farbe des Minerals – farblos, gelb, hellgrün, smaragdgrün, rosa übergehend ins lila, purpur, weiß, grau.

Man muss sich auf der weißen Farbe des Minerals konzentrieren.

Strichfarbe – weiß.

Opazität – durchsichtig, halbdurchsichtig.

Glanz – gläsern, stumpf.

Man muss sich auf dem gläsernen Glanz des Minerals konzentrieren.

Mohshärte – 6,5–7.

Die Mohshärte muss man gedanklich verringern auf **4**.

Dichte – 3,1–3,2.

Die Dichte muss man gedanklich verringern auf **2**.

Zusatzinformation – ein Zierstein. Ist Lithiumerz, wird in der Glasindustrie verwendet.

Serpentin - 5162193174

Chemische Formel – $MgO[(OH)_8Si_4O_{10}]$

Es ist notwendig sich gedanklich auf drei Symbolen der

chemischen Formel zu konzentrieren, sprich auf „**M**", „**g**", „**O**".

Kristallsystem – monoklin

Farbe des Minerals – grün, grünlich-gelb, oft mit schwarzen Flecken und goldenem Glitzer;

Es ist notwendig sich auf der grünen Farbe des Minerals zu konzentrieren

Mohshärte – **2–3**

Es ist notwendig die Mohshärte gedanklich auf **1** zu verringern.

Bruch – von eben bis muschelig;

Dichte – **2,5–2,6**

Es ist notwendig die Dichte (g/cm³) gedanklich auf **1,2** zu verringern.

Zusatzinformation – Dekorationsstein

Staurolith – 8974913196

Morphologie – gut ausgebildete prismatische bis stäbchenförmige Kristalle und deren Kombinationen, im Wesentlichen kreuzförmige Doppelgänger.

Chemische Formel – $Fe^{2+}_2Al_9Si_4O_{23}(OH)$.

Bei der chemischen Formel muss man sich auf den ersten drei Symbolen «**F**», «**e**» oberer Index «**2**» konzentrieren.

Kristallsystem – monoklin.

Farbe des Minerals – dunkelbraun, braunschwarz, rotbraun.

Strichfarbe – weiß, übergehend ins gräulich.

Opazität – halbdurchsichtig.

Glanz – nahe dem gläsernen, harzig.

Mohshärte – 7–7,5.

Die Mohshärte muss man gedanklich verringern auf **6**.

Bruch – nahe dem muscheligen.

Tenazität – brüchig.

Dichte – 3,74–3,83.

Die Dichte muss man gedanklich verringern auf **2**.

Zusätzlich – ein Sammelmineral.

Stellerit – 5194918978

Morphologie – in Form von sehr festen sphärischen Aggregaten, bei denen man gelegentlich die Anwesenheit von Stäbchenformen erkennen kann.

Chemische Formel – $Ca_4(Si_{28}Al_8)O_{72} * 28H_2O$.

Man muss sich auf den ersten beiden Symbolen der chemischen Formel konzentrieren: «**C**», «**a**».

Kristallsystem – rhombisch.

Farbe des Minerals – farblos übergehend ins weiß, rosa, orange.

Opazität – durchsichtig.

Glanz – perlmuttern.

Mohshärte – 4,5.

Die Mohshärte muss man verringern auf **3**.

Dichte – 2,13.

Die Dichte muss man gedanklich verringern auf **1**.

Zusatzinformation – ein Sammelmineral.

Sphalerit – 5482916987

Zinkblende.

Morphologie – die Kristalle des Minerals Sphalerit haben meist eine tetraedrische Form, selten eine rhombododekaedrische.

Chemische Formel – **ZnS** *häufige Beimischungen –* **Mn, Cd, Hg, In, Tl, Ga, Ge, Sb, Sn, Pb, Ag.**

Bei der chemischen Formel muss man sich auf dem ersten Symbol «**Z**» konzentrieren.

Kristallsystem – kubisch.

Farbe des Minerals – gelb, zonal hellgelb übergehend ins dunkelbraun, braun, schwarz, rotbraun, selten - farblos, hellblau.

Strichfarbe – weiß, blaßgelb, hellbraun.

Opazität – durchsichtig, halbdurchsichtig bis durchscheinend in den Rändern und fast undurchsichtig.

Glanz – diamanten, an der Abscherung manchmal harzig.

Man muss sich auf dem diamantenen Glanz des Minerals konzentrieren.

Mohshärte – 3,5–4.

Die Mohshärte muss man gedanklich verringern auf **2**.

Bruch – muschelig.

Tenazität – brüchig.

*Dichte – **3,9–4,1.***

Die Dichte muss man gedanklich verringern auf **2,8.**

Zusatzinformation – Rohstoff für die Zinkproduktion.

T

Tansanit – 5496417894

Eine Schmuckvariation von Zoisit.

Morphologie – durchsichtige prismatische Kristalle.

Chemische Formel – $Ca_2Al_3(Si_2O_7)(SiO_4)O(OH)$.

Bei der chemischen Formel muss man sich auf den ersten beiden Symbolen konzentrieren: «**C**», «**a**».

Kristallsystem – rhombisch.

Farbe des Minerals – verändert sich von einem gesättigten blau zu hellblau, helllila, bräunlich-gelb, grünlich-hellblau.

Strichfarbe – weiß.

Opazität – durchsichtig.

Glanz – gläsern.

*Mohshärte – **6,5–7.***

Die Mohshärte muss man gedanklich verringern auf **6.**

Bruch – uneben, muschelig.

*Dichte – **3,15–3,36.***

Die Dichte muss man gedanklich verringern auf **3.**

Zusätzlich – ein Zierstein.

Türkis - 2172184918
Chemische Formel – $CuAl_6(PO_4)_4(OH)_8 * 4H_2O$

Es ist notwendig sich bei der chemischen Formel auf den ersten vier Symbolen – „C", „u", „A", „l" zu konzentrieren. Dann muss man in der Konzentration eine kurze Pause von einigen Sekunden einlegen und sich dann auf den letzten drei Symbolen der chemischen Formel konzentrieren, das heißt auf „H", dem Index „2", „O".

Farbe des Minerals – grelles blau, himmelblau, blasses grün, blau-grün, Türkis, apfelgrün, grün-grau;

Es ist notwendig sich auf dem Glasglanz des Minerals zu konzentrieren.

Mohshärte – **5–6**

Es ist notwendig die Mohshärte gedanklich auf **4,8** zu verringern.

Bruch – muschelig

Dichte – **2,6–2,8**

Es ist notwendig die Dichte (g/cm³) gedanklich auf **2,3** zu verringern.

Zusatzinformation – Zierstein

Tsavorite – 8965412987

Eine grellgrüne Variation von Grossular.

Morphologie – in Form von gesprengten Körnern; Knötchen, bildet selten (rhombododekaedrische) Kristalle.

Chemische Formel – $Ca_3Al_2(SiO_4)_3$.

Bei der chemischen Formel muss man sich auf den ersten beiden Symbolen «C», «a» konzentrieren.

Kristallsystem – kubisch.

Farbe des Minerals – smaragdgrün verschiedener Intensitäten.

Strichfarbe – weiß.

Opazität – durchsichtig.

Glanz – fettig, gläsern.

Man muss sich auf dem gläsernen Glanz des Minerals konzentrieren.

Mohshärte – **6,5–7.**

Die Mohshärte muss man gedanklich verringern auf **5**.

Bruch – uneben, muschelig.

Dichte – **3,594.**

Die Dichte muss man gedanklich verringern auf **2**.

Zusätzlich – ein Edelstein.

Tektit – 8975412196

Morphologie - natürliches Silikatglas.

Chemische Formel – SiO_2.

Man muss sich auf der gesamten chemischen Formel konzentrieren.

Mohshärte – **5,5–6,5**.

Die Mohshärte muss man gedanklich verringern auf **5**.

Zusätzlich – *hat einen Meteoritenursprung. Es entstand aus der Kollision von Meteoriten mit der Erdoberfläche.*

Da Tektit einen Meteoritenursprung hat und entstanden ist aus der Kollision von den Meteoriten mit der Erdoberfläche, kann man hier die Frage des Schutzes der Erdoberfläche vor den Meteoriten betrachten. Dafür muss man in die Zahlenreihe, die dem Mineral entspricht, am Ende die **-88** hinzufügen und beobachten, wie dadurch auf der Erde ein Kraftfeld sich zu bilden beginnt im kollektiven Bewusstsein, welches von Anfang an die Meteoriten abwendet von der Richtung der Erde.

Titanit – 8964875496

Morphologie – einzelne Kristalle, abgeflachte konvertförmige Prismen, die im Querschnitt eine keilförmige Form aufweisen.

Chemische Formel – $CaTiSiO_5$ typische Beimischungen – **Fe, Y, Mn, Al, Ce, Sr, Na, Nb, Ta, Al, Mg, V, F, Zr, Sn.**

Bei der chemischen Formel muss man sich auf den ersten beiden Symbolen «**C**», «**a**» konzentrieren.

Kristallsystem – monoklin.

Farbe des Minerals – farblos, braun, grün, gelb, rosarot oder schwarz.

Strichfarbe – weiß.

Opazität – durchsichtig, halbdurchsichtig.

Glanz – diamanten, harzig.

Mohshärte – 5–5,5.

Die Mohshärte muss man gedanklich verringern auf **4**.

Dichte – 3,48–3,6.

Die Dichte muss man gedanklich verringern auf **2**.

Radioaktivität – 3,805.78.

Die Radioaktivität muss man hier durch Erhöhung um eine Einheit schnell zu null überführen. Dadurch liegt der Sinn der Steuerung darin, dass es sozusagen in der Erhöhung beginnt, und dabei auf null gebracht wird. Man muss die Zahlenreihe benutzen, die diesem Mineral entspricht.

Zusätzlich – ein Zierstein.

Topas – 8916472984

Morphologie – gut ausgebildete prismatische und stäbchenförmige Kristalle.

Chemische Formel – $Al_2SiO_4F_2$.

Bei der chemischen Formel muss man sich auf «A», «l» konzentrieren.

Kristallsystem – rhombisch.

Farbe des Minerals – farblos, weiß, blaßblau, hellgrün, gelb, gelblich-braun, oder rot.

Strichfarbe – weiß.

Opazität – durchsichtig, halbdurchsichtig.

Glanz – gläsern.

*Mohshärte – **8.***

Die Mohshärte muss man gedanklich verringern auf **7**.

Bruch – uneben, nahe dem muscheligen.

Tenazität – brüchig.

*Dichte – **3,4–3,6**.*

Die Dichte muss man gedanklich verringern auf **3**.

Zusatzinformation – der Topas ist ein Vergleichsmineral in der Skala der Mineralhärte (Mohs-Skala). Ein Zierstein.

Topazolith – 8945648974

Eine gelbe Variation des Kalkeisengranats.

Morphologie – rhombo-dodekaedrische, tetrakisokaedrische Kristalle.

Chemische Formel – $Ca_3Fe^{3+}_2(SiO_4)_3$.

Bei der chemischen Formel muss man sich auf den ersten beiden Symbolen konzentrieren und dann auf den letzten drei, d.h. auf «**C**», «**a**», «**O**», Index «**4**», Index «**3**».

Kristallsystem – kubisch.

Farbe des Minerals – honiggelb, grünlich-gelb; die Färbung ist oft unregelmäßig und hat zonalen Charakter.

© Г. П. Грабовой, 2000

Strichfarbe – weiß.

Opazität – durchsichtig.

Bruch – uneben, muschelig.

Glanz – gläsern.

Mohshärte – 6,5–7.

Die Mohshärte muss man gedanklich verringern auf **6**.

Dichte – 3,8–3,9.

Die Dichte muss man gedanklich verringern auf **2,8**.

Zusatzinformation – ein Zierstein.

Turmalin – 2948975489

Morphologie – langprismatische, säulenförmige, nadelige Kristalle mit Längsschraffierung, radial-strahlenförmige, astreiche, verworren faserige und parallel säulenförmige Aggregate.

Chemische Formel – $XY_3Z_6(BO_3)_3[Si_6O_{18}](O,OH,F)_4$, wo X = Na, Ca, K ; Y = Li, Mg, Mn^{2+}, Fe^{2+}, Al, Ti, и Z = Mg, Fe^{2+}, Al, Fe^{3+}, Cr, V^{3+}.

Bei der chemischen Formel muss man sich auf den ersten beiden Symbolen konzentrieren: «**X**», «**Y**». Da «**X**» und «**Y**» verschiedene Bedeutungen haben, muss man dementsprechend beachten, dass bei der Konzentration auf den Symbolen «**X**» und «**Y**» eine Konzentration auf den Symbolen stattfindet, die zu diesen Begriffen gehören.

Kristallsystem – trigonal.

Farbe des Minerals – grün, rosa, rot, orange-braun, blau, braun, schwarz, polychrom, farblos.

Strichfarbe – weiß.

Opazität – durchsichtig, durchscheinend, nicht durchsichtig.

Glanz – gläsern.

Mohshärte – 7–7,5.

Die Mohshärte muss man gedanklich verringern auf **6**.

Bruch – splitterig, uneben, muschelig.

Tenazität – brüchig.

Dichte – 3–3,25.

Die Dichte muss man gedanklich verringern auf **2**.

Zusatzinformation – werden als Edelsteine in der Schmuckindustrie verwendet. Die Kristalle haben piezoelektrische Eigenschaften und werden verwendet in der Radiotechnik, Optik, akustischen Elektronik.

U

Uwarowit – 5182143196

Eine grüne Variation von Granat in Form von kleinen Kristallen.
Morphologie – gut ausgebildete Kristalle, körnige und feste Aggregate.
Chemische Formel – $Ca_3Cr^{3+}_2Si_3O_{12}$

Man muss sich auf der gesamten chemischen Formel dieses Minerals konzentrieren.

Kristallsystem – kubisch.

Farbe des Minerals – grün, smaragdgrün, grünlich-schwarz.

Strichfarbe – weiß.

Opazität – durchsichtig, halbdurchsichtig.

Glanz – gläsern.

Mohshärte – **6,5–7.**

Die Mohshärte muss man gedanklich verringern auf **6.**

Bruch – uneben, muschelig.

Tenazität – brüchig.

Dichte – **3,77–3,81.**

Die Dichte muss man gedanklich verringern auf **2.**

Zusätzlich – ein Edelstein und Sammelmineral.

Ulexit – 5472182196

Morphologie – Kristalle, die mit blossem Auge zu unterscheiden sind, dünnnadelig, sehr verlängert.

Chemische Formel – $NaCaB_5O_6(OH)_6 \cdot 5\,H_2O$.

Bei der chemischen Formel muss man sich auf dem ersten Symbol «N» konzentrieren, und das Licht der Seele auf das zweite Symbol richten: «a».

Kristallsystem – triklin.

Farbe des Minerals – farblos, weiß, grau wegen den

Toneinschlüssen.

Opazität – durchsichtig.

Glanz – gläsern, seidig.

Mohshärte – 2,5.

Die Mohshärte muss man gedanklich verringern auf **2**.

Bruch – uneben.

Tenazität – brüchig.

Dichte – 1,955.

Die Dichte muss man gedanklich verringern auf **0,8**.

Zusatzinformation – Borerz, Halbedelstein.

Unakit – 8942916947

Epidotgranit.

Besteht aus rosa Feldspat, grünem Epidot und Quarz.

Chemische Formel – $SiO_2Ca_2(Fe,Al)Al_2$.

Bei der chemischen Formel muss man sich gedanklich konzentrieren auf dem Symbol «**S**» und «**i**», und das Licht der Seele auf folgende Symbole lenken: «**O**» und Index «**2**».

Die Farbe variiert von rosa bis grün.

Glanz – seidig.

Opazität – nicht durchsichtig.

Mohshärte – 6,0–7,0.

Die Mohshärte muss man gedanklich verringern auf **4**.

Dichte – 2,6–2,7.

Die Dichte muss man gedanklich verringern auf **1.**

Zusätzlich – ein Halbedelstein.

V

Vanadinit - 3182142178

Morphologie – feine prismatische, fassförmige, kurzprismatische Kristalle;

Chemische Formel – $Pb_5(VO_4)_3Cl$

Es ist notwendig sich auf der gesamten chemischen Formel zu konzentrieren.

Kristallsystem – hexagonal

Farbe des Minerals – orange-rot, rot-braun, braun, grelles rot, gelb, weißlich; blasses strohgelb; farblos in den inneren Reflexen und in der Durchsicht;

Es ist notwendig sich auf der orangenen Farbe des Minerals zu konzentrieren.

Strichfarbe – weiß, übergehend in blasses gelb, helles bräunliches gelb;

Es ist notwendig sich auf der hell bräunlich gelben Strichfarbe zu konzentrieren.

Glanz – nahezu Diamantglanz, Harzglanz;

Es ist notwendig sich auf dem Harzglanz des Minerals zu konzentrieren.

Mohshärte – **2,5–3**

Es ist notwendig die Mohshärte gedanklich auf **2,1** zu verringern.

Bruch – uneben, muschelig;

Tenazität – spröde

Dichte – **6,88**

Es ist notwendig die Dichte (g/cm³) gedanklich auf **6,4** zu verringern.

Zusatzinformation – Zierstein; Wird zur Gewinnung von Vanadium verwendet;

Variscit - 5193172184

Morphologie – pseudooktaedrische, kurzsäulige Kristalle;

Chemische Formel – $AlPO_4 * 2H_2O$

Es ist notwendig sich auf den ersten fünf Symbolen der chemischen Formel zu konzentrieren, sprich auf „A", „l", „P", „O", dem Index „4".

Kristallsystem – rhombisch

Strichfarbe – blasses grün, übergehend ins smaragdgrün, blassblau-grün, farblos übergehend ins weiß, blass-braun oder gelb; rot; farblos übergehend ins blass-grün; farblos in den inneren Reflexen und in der Durchsicht;

Es ist notwendig sich auf der smaragdgrünen Farbe des Minerals zu konzentrieren.

Glanz – Glasglanz, Harzglanz;

Es ist notwendig sich auf dem Glasglanz des Minerals zu konzentrieren.

Mohshärte – 3,5–4,5

Es ist notwendig die Mohshärte gedanklich auf **3,1** zu verringern.

Bruch – uneben, eben;

Dichte – 2,57–2,61

Es ist notwendig die Dichte (g/cm³) gedanklich auf **2,5** zu verringern.

Zusatzinformation – Zierstein

Vesuvian (Idokras) - 5194723164

Morphologie – tetragonale, kurzprismatische im Querschnitt, tafelige, pyramidale Kristalle;

Chemische Formel –

$(Ca,Na)_{19}(Al,Mg,Fe)_{13}(SiO_4)_{10}(Si_2O_7)_4(OH,F,O)_{10}$

Es ist notwendig sich auf den ersten beiden Symbolen der chemischen Formel zu konzentrieren, sprich auf „C", „a".

Kristallsystem – tetragonal

Farbe des Minerals – braun, gelb, braun-schwarz, hellgrün, smaragdgrün, weiß, rot, purpurrot, violett, blau-grün übergehend ins blau;

Es ist notwendig sich auf der weißen Farbe des Minerals zu konzentrieren.

Strichfarbe – weiß

Opazität – durchsichtig, halbdurchsichtig;

Es ist notwendig sich auf dem Mineralmerkmal durchsichtig zu konzentrieren.

Glanz – Glasglanz, Harzglanz;

Es ist notwendig sich auf dem Harzglanz des Minerals zu konzentrieren.

*Mohshärte – **6,5***

Es ist notwendig die Mohshärte gedanklich auf **3** zu verringern.

Bruch – uneben, nahezu muschelig;

Tenazität – spröde

Dichte – 3,32–3,43

Es ist notwendig die Dichte (g/cm³) gedanklich auf **2,1** zu verringern.

Verdelith - 5182143197

Grüner Turmalin

Morphologie – im Querschnitt langprismatische Kristalle – sphärisches Dreieck;

Chemische Formel – $Na(Li_{1.5},Al_{1.5})Al_6Si_6O_{18}(BO_3)_3(OH)_4$

Es ist notwendig sich auf den ersten vier Symbolen der chemischen Formel zu konzentrieren – auf „**N**", „**a**", „**L**", „**i**".

Kristallsystem – trigonal

Farbe des Minerals – von zartem grasgrün bis dunkel-grün;

Es ist notwendig sich auf der dunkelgrünen Farbe des Minerals zu konzentrieren.

Strichfarbe – weiß

Opazität – durchsichtig

Glanz – Glasglanz

*Mohshärte – **7,0–7,5***

Es ist notwendig sich so zu konzentrieren, dass die Mohshärte gedanklich auf **6** verringert wird.

Bruch – uneben, fein-muschelig;

Tenazität – spröde

*Dichte – **3,1***

Es ist notwendig die Dichte (g/cm³) gedanklich auf **2** zu verringern.

Zusatzinformation – Vorkommen – Uralgebirge, Brasilien, Kalifornien, Namibia; Zierstein;

Es ist notwendig sich darauf gedanklich zu konzentrieren, dass es auch in Agentien vorkommen soll.

Verdit - 5194183197

Chrom-Muskovit

Chemische Formel – $K(Al,Cr)_3Si_3O_{10}(OH)_2$

Es ist notwendig sich gedanklich auf dem ersten Symbol „**К**" der chemischen Formel zu konzentrieren.

Farbe des Minerals – smaragdgrün mit gelben und roten Flecken;

Opazität – undurchsichtig

Glanz – Perlmutterglanz, Glasglanz;

Es ist notwendig sich auf dem Perlmutterglanz des Minerals zu konzentrieren.

*Mohshärte – **7,0–9,0***

Es ist notwendig die Mohshärte gedanklich auf **6** zu verringern.

*Dichte – **2,6***

Es ist notwendig die Dichte (g/cm³) gedanklich auf **2,1** zu verringern.

Zusatzinformation – Dekorationsstein; Vorkommen – Südafrika;

Vivianit - 3184172198

Morphologie – lamellare, keilförmige, nadelige, abgeflachte Kristalle;

Chemische Formel – **$Fe_3(PO_4)_2 \times 8H_2O$**

Es ist notwendig sich bei der chemischen Formel auf den ersten zwei Symbolen zu konzentrieren, sprich auf „**F**", „**e**".

Kristallsystem – monoklin

Farbe des Minerals – farblos bis hellgrün, durchsichtig, wenn frisch verändert es sich schnell in blasses blau übergehend in tiefes blau, grün-blau oder blassblau-grün;

Es ist notwendig sich auf der hellgrünen Farbe des Minerals zu konzentrieren.

Strichfarbe – farblos übergehend ins blassblau-weiß, verändert sich schnell in dunkelblau oder braun;

Es ist notwendig sich auf der blassblau-weißen Strichfarbe des Minerals zu konzentrieren.

Opazität – durchsichtig, halbdurchsichtig;

Es ist notwendig sich auf dem Mineralmerkmal „durchsichtig" zu konzentrieren.

Glanz – Glasglanz, Perlmutterglanz, Mattglanz;

Es ist notwendig sich auf dem Perlmutterglanz des Minerals zu konzentrieren.

*Mohshärte – **1,5–2***

Es ist notwendig die Mohshärte gedanklich auf **1** zu verringern.

Bruch – splitterig

Tenazität – schneidig

*Dichte – **2,67–2,69***

Es ist notwendig die Dichte (g/cm³) gedanklich auf **2,2** zu verringern.

Zusatzinformation – wird als Zierstein, Dekorationsstein und als Mineral- Pigment zur Herstellung blauer Farbe (Indigo naturell) verwendet;

Violan - 3184192174

Morphologie – massive blätterförmige, körnige, strahlige, feinfaserige Aggregate;

Chemische Formel – $CaMgSi_2O_6$ *enthält* **5%** Na_2O **und 3%** MnO

Es ist notwendig sich bei der chemischen Formel auf den ersten zwei Symbolen zu konzentrieren auf „**C**", „**a**".

Kristallsystem – monoklin

Farbe des Minerals – blassblau, blau, violett oder himbeerfarben;

Es ist notwendig sich auf der blassblauen Farbe des Minerals zu konzentrieren.

Opazität – undurchsichtig, durchscheinend bis undurchsichtig;

Glanz – Glasglanz, Mattglanz;

Es ist notwendig sich auf den Glasglanz des Minerals zu konzentrieren.

*Mohshärte – **5,5–6,5***

Es ist notwendig die Mohshärte gedanklich auf **5** zu verringern.

Bruch – uneben, muschelig;

Tenazität – spröde

*Dichte – **3,22–3,38***

Es ist notwendig die Dichte (g/cm³) gedanklich auf **3,1** zu verringern.

Zusatzinformation – eine Sammel-, Zier- Ausbildungsform des Diopsids;

W

Wavellit - 3198142187

Morphologie – nadelige, dick-lang-prismatische Kristalle;
Chemische Formel – $Al_3(PO_4)_2(OH)_3 * 5H_2O$

Es ist notwendig sich auf den ersten zwei Symbolen der chemischen Formel zu konzentrieren, sprich auf „A", „l".

Kristallsystem – rhombisch

Farbe des Minerals – grün, übergehend ins gelblich –grün, gelb, grünlich-weiß, gelblich-braun, braun, braun-schwarz, blau, weiß, fast farblos; farblos in den inneren Reflexen und in der Durchsicht;

Strichfarbe – weiß

Opazität – durchsichtig, halbdurchsichtig;

Glanz – Glasglanz, Fettglanz, Perlmutterglanz;

Mohshärte – **3,5–4**

Es ist notwendig die Mohshärte gedanklich auf **2,8** zu verringern.

Bruch – uneben, nahezu muschelig;

Tenazität – spröde

Dichte - **2,3–2,5**

Es ist notwendig die Dichte (g/cm³) gedanklich auf **2,1** zu verringern.

Zusatzinformation – Zierstein

Wulfenit - 5172142184

Morphologie – feine quadratisch- tafelige, lamellare, dipyramidale, Kristallverwachsungen;

Chemische Formel – **PbMoO$_4$**

Es ist notwendig sich auf der gesamten chemischen Formel zu konzentrieren.

Kristallsystem – tetragonal

Farbe des Minerals – orange-gelb, gelb, zartgelb, rötlich-orange, farblos, grau, braun, olivgrün bis hin zu fast schwarz;

Es ist notwendig sich auf der grauen Farbe des Minerals zu konzentrieren.

Strichfarbe – weiß

Opazität – durchsichtig, halb durchsichitg, undurchsichtig;

Es ist notwendig sich auf dem Mineralmerkmal undurchsichtig zu konzentrieren.

Glanz – Diamantglanz, nahezu Diamantglanz, Harzglanz;

Es ist notwendig sich auf dem Diamantglanz zu konzentrieren.

Mohshärte – **2,5–3**

Es ist notwendig die Mohshärte gedanklich auf **2,1** zu verringern.

Bruch – uneben, nahezu muschelig;

Tenazität – spröde

Dichte – **6.5–7.5**

Es ist notwendig die Dichte (g/cm^3) gedanklich auf **6** zu verringern.

Zusatzinformation – Zierstein

Z

Zoisit – 5164812197

Morphologie – prismatische Kristalle.

Chemische Formel – $Ca_2Al_3(Si_2O_7)(SiO_4)O(OH)$.

Bei der chemischen Formel muss man sich auf den ersten beiden Symbolen «C», «a» konzentrieren.

Kristallsystem – rhombisch.

Farbe des Minerals – farblos, purpur, gräulich-weiß, grau, gelblich-braun, gelb, rosa, grün.

Strichfarbe – weiß.

Opazität – durchsichtig, halbdurchsichtig.

Glanz – gläsern.

Bruch – uneben, muschelig.

Tenazität – brüchig.

*Dichte – **3,15–3,36**.*

Dichte hte muss man gedanklich verringern auf **2**.

Zusätzlich – ein Sammelmineral. Die durchsichtige Variation von Zoisit – Tansanitedelstein. Als eine Ziersteinvariation – Rubineinschlüsse im Zoisit.

Zäsiumberyll – 5172142168

(Morganit, rosafarbener Beryll)

Farbe des Minerals – von hell rosa bis violett;

Es ist notwendig sich auf der violetten Farbe des Minerals zu konzentrieren.

Glanz – Glasglanz

Opazität – durchsichtig

Mohshärte – 7,5–8

Es ist notwendig die Mohshärte auf **6,1** zu verringern.

Dichte – 2,6–2,9

Es ist notwendig die Dichte (g/cm³) auf **2** zu verringern.

Zusatzinformation – Zierstein. Vorkommen – Russland, Afghanistan, Brasilien, USA, Afrika;

Das Mineral enthält radioaktive Bestandteile.

Zerussit – 8975412196

Morphologie – prismatische, stäbchenförmige, säulenförmige oder nadelige Kristalle.

Chemische Formel – $PbCO_3$, *Beimischungen* **Ag, Ca, Zn, Sr, Mg.**

Man muss sich auf der gesamten chemischen Formel konzentrieren.

Kristallsystem – rhombisch.

Farbe des Minerals – farblos, weiß, grau, blau, oder grün;

farblos in den inneren Reflexionen und in der Durchsicht.

Man muss sich auf der weißen Farbe des Minerals konzentrieren.

Strichfarbe – weiß.

Opazität – durchsichtig, halbdurchsichtig.

Glanz – diamanten, gläsern, herzig, perlmuttern, stumpf, matt.

Man muss sich auf dem diamantenen Glanz des Minerals konzentrieren.

Mohshärte – 3–3,5.

Die Mohshärte muss man gedanklich verringern auf **2**.

Bruch – раковистый.

Tenazität – sehr brüchig.

Dichte – 6,53–6,57.

Die Dichte muss man gedanklich verringern auf **3**.

Zusätzlich – eines der Rohstoffe für die Bleigewinnung. Ein Sammelmineral.

Zirkon – 2174985164

Chemische Formel – **$ZrSiO_4$**

Typische Beimischungen – **Hf, Th, U, TR, Fe, Al, P.**

Man muss sich auf den ersten beiden Symbolen der chemischen Formel konzentrieren: «**Z**», «**r**».

Kristallsystem – tetragonal.

Farbe des Minerals – farblos, gelb, grau, rötlich-braun, grün, braun, schwarz.

Strichfarbe – weiß.

Opazität – durchsichtig, halbdurchsichtig, nicht durchsichtig.

Glanz – diamanten, gläsern, fettig.

Man muss sich auf dem diamantenen Glanz des Minerals konzentrieren.

*Mohshärte – **7,5**.*

Die Mohshärte muss man gedanklich verringern auf **6**.

Bruch – muschelig.

Tenazität – brüchig.

*Dichte – **4,6–4,7**.*

Die Dichte muss man gedanklich verringern auf **3**.

*Radioaktivität – **3,773.15**.*

Zusätzlich – ein edler Zierstein. Eine Zirkonium- und Hafniumquelle.

ONLINE-SHOP
WWW.SVET-CENTRE.COM

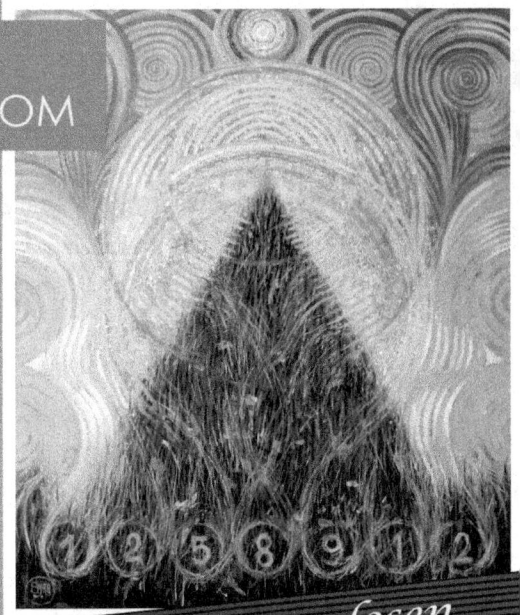

"LIEBER LESER, WOLLEN SIE MEHR ERFAHREN ÜBER DAS WISSEN UND DIE METHODEN DER RUSSISCHEN HEILKUNST ODER DER MODERNSTEN PHYSIK? WIR PUBLIZIEREN LAUFEND NEUE ÜBERSETZUNGEN AUS DEM EINMALIGEN WISSENSSCHATZ VON GIGORI GRABOVOI UND ANDEREN NAMHAFTEN AUTOREN.

Abonnieren Sie unseren kostenlosen
NEWSLETTER
UND ERHALTEN SIE INTERESSANTE ANGEBOTE

Anmeldung über
www.svet-centre.com
oder per email:
news@svet-centre.com

Immer aktuell und ganz persönlich informiert
Mit dem **www.svet-centre.com**-Newsletter informieren wir Sie regelmäßig per E-Mail über unsere aktuellen Angebote, Seminare, Webinare, Workshops und weitere interessante Themen. Völlig kostenlos und unverbindlich.

LERNE DEINE REALITÄT ZU STEUERN!

ALS BONUS FÜR SEMINAR-TEILNAHME IN HAMBURG (DIREKT IM SVET ZENTRUM) ERHALTEN SIE EIN BUCH AUS UNSEREM SHOP IHRER WAHL. TERMINE: WWW.SVET-CENTRE.COM

SEMINARE IN HAMBURG
(DIREKT IM SVET ZENTRUM) www.svet-centre.com

WEITERE SEMINARE
(DEUTSCHLAND/ ÖSTERREICH/ SCHWEIZ/ EUROPE/ETC.)
WWW.SVET-CENTRE.COM

AKTUELLE WEBINARE/ ONLINE-SEMINARE/DVD´S/CD´S
WWW.SVET-CENTRE.COM

Die Steuerung. Die Konzentration. Das Denken.

In dieser Lehre als Element der Steuerung tritt an erste Stelle die Aufgabe der Rettung Aller durch die Technologie der Nutzung verschiedener Elemente der Steuerung auf: die Seele, der Geist, das Bewusstsein, der physischen Körper und so weiter.

Diese Lehre begreifend, kann jeder Mensch der Herr seines Schicksals werden. Der angebotene Kurs des Seminars schließt verschiedene Methoden der Steuerung der Ereignisse, des eigenen Lebens (Innere und Äußere Ereignisse) ein, wohin auch die Wiederherstellung der Gesundheit eingeht, zulassend, das eigene Bewusstsein auszudehnen und zu lernen, die uns umgebende Realität zu steuern.

Wir möchten klarstellen, dass die Methoden der Konzentrationen des Bewusstseins eben als Methoden der Konzentrationen gibt, und nicht der Meditationen. Der Unterschied besteht im Folgenden: bei bestimmter Meditation ist es erforderlich, den Prozess des Denkens abzuschalten und, zu versuchen sich im umgebenden Raum aufzulösen und mit ihm zu verschmelzen, und die Konzentrationen nach unseren Methoden vermuten gerade das Vorhandensein während der Konzentrationen des Prozesses des Denkens, aber nur des richtigen Denkens und durch das Denken, durch die Konzentration auf der Aufgabe, an der Sie arbeiten, wird eben das Ziel der Steuerung erreicht. Die Einstellung während der Arbeitszeit an seinen Aufgaben auf das allgemeine Wohl beschleunigt den Prozess der Errungenschaft des Ergebnisses. Das richtige Denken bedeutet in jeder unserer Handlungen, in jeder Situation die grenzenlose Liebe Gottes zu uns zu sehen. Erinnern Sie sich! Alles was gemacht wird, geschieht zum Besten. Wenn wir beginnen werden, zu verstehen, dass alle Ereignisse im Leben zu einem bestimmten Ziel geschehen, wobei im globalen Maßstab gibt es nur ein einziges Ziel — unsere ewige Entwicklung, so werden wir verstehen, dass alles und immer zu unserem Besten geschieht, da in jeder unserer Handlung die Handlung des Schöpfers anwesend ist. Und die Handlung Gottes ist Seine Liebe, die persönlich zu jedem und zu Allen zusammen gerichtet ist. Die Anwesenheit der Liebe Gottes in jedem Ereignis lässt maximal zu, die möglichen negativen Folgen unsere nicht schöpferischen Handlungen (negative Gedanken, Wörter, Gefühle, Emotionen) zu minimieren. Eben so kann man die Empfehlung entziffern: Danken Sie Gott für alles Gute und Schlechte. In schwersten Minuten unseres Lebens trägt Er uns auf seinen Händen. Wenn man das Niveau der Entwicklung unseres Bewusstseins berücksichtigt, so sind alle ungünstigen Ereignisse, einschließlich die Krankheiten- Lehren, die wir mit Ihnen für die Strukturierung unseres Bewusstseins und der erfolgreichen Realisierung der Aufgabe Gottes — der ewigen harmonischen Entwicklung des Menschen und der ganzen ihn umgebenden Realität durchgehen müssen.

Vorträge:

Die Ausbildung auf den Seminaren und Vorlesungen erfolgt nicht nur verbal über Worte und deren Inhalt, sondern auch auf der Ebene der Seele. Das, was der Mensch auf der Ebene des Bewusstseins nicht versteht, versteht er auf der Ebene der Seele. Die Seele nimmt das Wissen wahr und zeigt es später als Ergebnis auf der physischen Ebene. Das heißt, dem Menschen braucht man bei dieser Methodik nur zu erklären, wie etwas geschieht und auf der Ebene der geistigen Strukturen wird es zum inneren Wissen.

Das Licht des Wissens nimmt jeder Mensch wahr, unabhängig von seinem Bewusstsein. Mit diesem Wissen und den Methoden zur Anwendung kann jeder Mensch sich selbst und Anderen helfen Gesundheit wiederzuerlangen und Ereignisse zu harmonisieren.

Seit 2000 arbeiten wir praktisch mit dieser Lehre, entwickeln sie und uns weiter und vermitteln ständig alle Erkenntnisse an interessierte Menschen. Alle Methoden und Techniken sind durch persönliche Erfahrungen geprüft und bestätigt. Wir stehen auch in Verbindung mit den Instituten in Russland, um neue Erkenntnisse in unsere Arbeit zu integrieren.

www.ingramcontent.com/pod-product-compliance
Lightning Source LLC
Chambersburg PA
CBHW051806230426
43672CB00012B/2655